Patrick N. Kraft

Mein Weg
aus der Depression

Wieso ein erfolgreicher Familienvater, Sportler
und Banker plötzlich an Selbstmord dachte

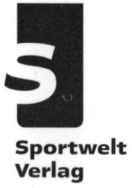

Sportwelt Verlag

Redaktion:	Brigitte Caspary
kleines Umschlagfoto	
rechts unten:	M. Rauschendorfer, triaphoto.com
Covergestaltung:	Druckerei Walch GmbH
Satz:	Röser Media GmbH & Co. KG
Druck und Bindung:	GGP Media GmbH, Pößneck

1. Auflage 2012
© 2012 Sportwelt Verlag®
Am Wasserstein 3
D-91282 Betzenstein
mail@sportwelt-verlag.de
www.sportwelt-verlag.de

Bestellungen bitte an:
Herold Auslieferung & Service GmbH
Raiffeisenallee 10
D-82041 Oberhaching
Tel.: 0049-(0)89-613871-0
Fax: 0049-(0)89-613871-20
herold@herold-va.de

ISBN 978-3-941297-17-3

www.sportwelt-verlag.de

Depression ist die qualvollste Art
des menschlichen Leidens.[1]

1   Aus: „Feeling good: Depressionen überwinden" von David D. Burns, Profes-
    sor für Psychiatrie und Verhaltenswissenschaften an der Stanford University
    School of Medicine

Inhalt

Einleitung

Es sollte die Erfüllung meines großen Traums sein: einmal im Leben einen Ironman finishen. Alles lief auch wie geplant. Immer weiter, höher, schneller.

Begonnen hatte ich 2007 mit einem Halbmarathon, gefolgt von drei Marathonläufen. Doch das war mir nicht genug, und so sattelte ich zum Triathlon um. 2009 startete ich erst über eine Triathlon-Sprintdistanz[2], dann eine Olympische Distanz[3] und zum Jahresende über eine halbe Ironman-Distanz[4].

Ich wollte immer mehr erreichen, was symptomatisch für mein ganzes Leben war. Das Erreichte war immer nur eine Zwischenstation.

Also war es nur konsequent, den Familienrat einzuberufen und die Bedingungen für die zeitaufwändige Vorbereitung auf einen Ironman auszuhandeln. Das Ziel: die Ironman-Distanz[5] in Köln Ende 2010.

Alles lief zuerst wie am Schnürchen. Bis zu diesem verdammten 28. Juni. Ich fuhr mit dem Rennrad von der Arbeit nach Hause. Schließlich kann man den Heimweg ja direkt für eine Trainingseinheit nutzen.

Durch eine Unachtsamkeit meinerseits, von vielleicht zwei oder drei Sekunden, stand mir dann plötzlich ein Opel Kombi im Weg. Das Ergebnis: Beckenbruch, Operation, zwei Wochen Bettruhe, Gehen unmöglich. Zudem Monate lang noch starke und andauernde Schmerzen. Aus der Traum!

Doch nicht nur von meinem Traum musste ich mich verabschieden. Dieser Tag sollte ein Wendepunkt in meinem Immerhöherhinaus-Leben werden. Die folgenden Monate waren ein stetiger Weg in eine immer schwerer werdende Depression,

---

2 i.d.R. 500 m Schwimmen, 20 km Radfahren, 5 km Laufen
3 i.d.R. 1,5 km Schwimmen, 40 km Radfahren, 10 km Laufen
4 auch Mitteldistanz genannt, i.d.R. 1,9 km Schwimmen, 90 km Radfahren, 21,1 km Laufen
5 3,8 km Schwimmen, 180 km Radfahren, 42,2 km Laufen

eine Krankheit, die in der Öffentlichkeit meist weit unterschätzt wird und viel zu oft tödlich endet.

Das ist meine wahre Geschichte: wie es dazu kam, wie ich gegen die Krankheit und um meine Ehe kämpfte, die durch die Depression fast zerbrach, meine Erfahrungen und Anekdoten aus der Klapse und mein Weg wieder heraus aus der Depression und zurück ins Leben.

1 – Wie alles begann

Es war Ende 2006. Mein Kampfgewicht von knapp über 70 Kilogramm hatte ich schon lange überschritten. Seit knapp zehn Jahren hatte ich fast jeglicher sportlichen Aktivität entsagt. Dabei war ich zu meiner Jugendzeit sportlich sehr aktiv gewesen. Vom neunten Lebensjahr an betrieb ich leistungsmäßig Kanu-Rennsport. Mal mehr, mal weniger erfolgreich. Aber immerhin reichte es 1992 für je einen zweiten Platz bei der deutschen Juniorenmeisterschaft und einer Landesmeisterschaft. Für einen Trainingsfaulen wie mich doch gar nicht so schlecht, oder? Doch Anfang zwanzig war Schluss. Ab da hieß es: heiraten, Kinder, im Job erfolgreich sein. Für Sport war keine Zeit, kein Platz mehr in meinem Leben.

So ging es dann 2006 mit großen Schritten auf die 90 Kilo zu. Und das bei einem Gardemaß von 1,75 Meter. Kein Zustand, der wirklich angenehm war. Der Wohlfühlfaktor ging gegen null, und mir war klar, dass ich etwas tun musste.

Ich hatte mir ein paar Jahre zuvor ein Fahrrad gekauft, das mir im Sommer auch immer half, ein paar Kilos zu verlieren, doch im Winter nahm ich die Pfunde regelmäßig wieder zu. Was mir fehlte, war eine Sportart, die ich das ganze Jahr über ausüben konnte, bei der ich nicht an feste Zeiten gebunden war – und die mir Spaß machte.

Warum ich ausgerechnet auf das Laufen gekommen bin, ist mir bis heute ein Rätsel. Laufen habe ich früher gehasst wie die Pest. Im Winter, wenn wegen der Temperaturen kein Kanu-Training möglich war, wurden wir von unserem Trainer fast täglich um den hiesigen See geschickt. In der Spitze sechsmal die Woche. Hab ich eigentlich schon gesagt, dass ich es gehasst habe?

Trotz dieser Erfahrung hatte ich mich darauf festgelegt, es mit dem Joggen zu probieren. Also hieß es, ab zu Deichmann und ein Paar Victory-Laufschuhe kaufen. Was für Joey Kelly recht ist, ist für mich doch gerade mal gut genug. Für alle, die es nicht wissen: Joey Kelly war damals nicht nur Mitglied der Kelly Family, sondern auch Extrem-Läufer und wurde von der Firma Victory gesponsert und ausgestattet.

Im Übrigen habe ich vor diesem Mann einen riesigen Respekt. Seine sportlichen Leistungen sind der Wahnsinn. Aber jetzt wieder zurück zu mir und meiner ersten großen Herausforderung: eine Runde um den Block.

Bei meinem ersten Lauf schaffte ich doch sagenhafte zwei Kilometer und war fertig wie andere nach einem Marathonlauf. Ich habe geschwitzt wie verrückt, und alles unterhalb der Hüfte tat mir weh. Aber ich fühlte förmlich, wie die Kalorien zu Tausenden in meinem Körper verbrannt wurden. Gut, die Waage sagte etwas anderes, aber das konnte nur ein Messfehler sein. Oder war ich vielleicht etwas zu optimistisch?

Von den Täuschungen meiner Waage ließ ich mich jedenfalls nicht demotivieren, und in den nächsten Tagen schaffte ich dann schon eine Runde, die knapp vier Kilometer lang war. Die Erfüllung war das allerdings noch nicht, und richtig Spaß kam bei der ganzen Sache auch nicht auf, da es immer eine Quälerei war. Schon nach wenigen Wochen ging die Motivation prompt wieder den Bach runter. Es fehlte irgendwie der entscheidende Motivationsfaktor, der mich am Laufen hielt.

Doch wer hätte das gedacht? In der Zeit, als die Tage immer kürzer wurden und es langsam aber sicher Winter wurde, fand ich ihn: einen Motivator. Einen, der mich unter seine Lauf-Fittiche nahm. Ich kann ihn auch gerne beim Namen nennen: Marco.

Wir kannten einander schon länger, und bis dahin fand ich ihn immer sehr sympathisch. Warum ich das an dieser Stelle schreibe und warum die Sympathie in der nächsten Zeit etwas litt, schreibe ich ein paar Zeilen später.

Meine Frau und ich waren mit ihm und seiner Frau gut befreundet und hatten schon so manchen Sauf- und Spieleabend zusammen verbracht. Marco war, und ist es noch immer, ein passionierter und erfahrener Läufer, der schon ein paar tausend Kilometer in seinen Läuferbeinen hatte.

Ende 2006 gingen wir wieder einmal zusammen essen. Marco und ich kamen auf das Laufen zu sprechen. Ich berichtete ihm von meinen ersten Schritten und den jüngsten Motivationsproblemchen. Meine Laufschuhe hatte ich zu diesem Zeitpunkt schon zwei, drei Wochen nicht mehr angeschaut, geschweige denn angezogen. Wie es der Teufel so wollte, verabredeten wir uns kurzerhand für eine gemeinsame Laufrunde am nächsten Tag. Der Laufexperte und der Laufanfänger, wie sollte das funktionieren?

Ich bin Marco sehr dankbar dafür, dass er bei dem Lauf extremste Rücksicht auf mich nahm. Denn der Leistungsunterschied war eklatant. Er hätte wahrscheinlich rückwärts laufen können und wäre immer noch schneller gewesen. Ich hätte ihm nicht verübelt, wenn er danach noch heimlich eine Runde richtig gelaufen wäre. Vielleicht hat er es auch getan und mich mit der Information verschont.

Mit ihm zusammen kam ich also erst so richtig zum Laufen. Der liebe Marco zeigte mir schon nach kürzester Zeit die steilsten Berge des Bochumer Südens und die längsten seiner Stamm-Laufrunden. Ich glaube, an ihm ist ein kleiner Sadist verloren gegangen, so oft wie er mir meine Grenzen aufzeigte. Ach, wie gerne hätte ich ihm nur einen meiner vielen Muskelkater gegönnt!

Aber immerhin war ich durch unsere gemeinsamen Läufe endlich motiviert genug, um wirklich regelmäßig etwas zu machen. Es ist halt ein großer Unterschied, ob man täglich allein gegen seinen Schweinehund ankämpft oder das mit einem Laufpartner tut. Und so folgte ein gemeinsamer Lauf nach dem anderen. Im Schnitt sind wir anfangs knapp dreimal die Woche zusammen gelaufen.

Bereits nach drei oder vier Monaten liefen wir ab und zu eine Runde von knapp 22 Kilometern Länge. Diese Runde sollte später unsere traditionelle Sonntagsrunde werden. Natürlich waren auch hier Bochums schönste Berge eingebaut. Für die Leser, die aus der gleichen Gegend wie ich kommen, hier nur ein paar Stichwörter: Stiepeler Straße, Surkenstraße, Weitmarer Holz.

Für einen Lauflegastheniker wie mich war das gar nicht so schlecht, auch wenn es immer noch wirklich wehtat. Zu dem Zeitpunkt hatte ich immerhin fast zehn Kilo verloren. Das war zwar noch nicht mein subjektives Idealgewicht, aber doch schon ein großer Schritt in die richtige Richtung.

Zusätzlich hatte ich zu diesem Zeitpunkt meinen Alkoholkonsum fast komplett eingestellt. Statt richtigem Bier gab es alkoholfreies, Schnaps war tabu. Der Anstoß dazu war von meinem damaligen Hausarzt gekommen. Auch ihm war nicht verborgen geblieben, dass ich etwas an Gewicht zugelegt hatte, und so gab er mir ein paar Tipps und Infos mit auf den Weg. Unter anderem, dass Alkohol im Körper eins zu eins in Fett umgewandelt wird. Ob das so stimmt, weiß ich nicht, aber es hat mir die Entscheidung gegen den Alkohol definitiv leichter gemacht.

Wie das dann so ist, wird man von seinen Freunden belächelt, wenn man dem Alkohol entsagt. Schließlich hatten mich die meisten auf so mancher Party in Höchstform erlebt. Nicht zu vergessen ist mein 25. Geburtstag. Ab 22:30 Uhr konnten meine Gäste allein weiterfeiern, weil ich besoffen auf dem Klo eingeschlafen war. Das aber nur am Rande.

Mittlerweile empfinde ich es als sehr angenehm, am Morgen nach einer Party ohne Kater und schlechtes Gewissen meiner Frau gegenüber aufzuwachen. Wie heißt es so schön: Ich kann auch ohne Alkohol gut drauf sein.

Marco und ich waren mittlerweile eine klasse Zweier-Laufgemeinschaft. Auch einen Teamnamen hatten wir schon: die Lauffreunde Kenia. Wir waren zwar nicht so schnell und ausdauernd wie Kenianer, aber dafür …, dafür … Eigentlich hatten wir keine Gemeinsamkeit mit Kenianern, es hörte sich aber gut und schnell an. Bei langen Läufen redet und spinnt man sich eben so einiges zusammen.

Ich weiß gar nicht mehr, wer von uns dann auf diese glorreiche Idee kam, den Halbmarathon im Rahmen des anstehenden Ruhr-Marathons zu laufen. Und das Ganze nur ein halbes Jahr, nachdem ich mit dem Laufen angefangen hatte. Aber so hatten wir eine tolle Extra-Motivation, denn was ist schöner, als sich gemeinsam auf einen Wettkampf vorzubereiten?

Habe ich eigentlich schon erwähnt, dass ich das Laufen ursprünglich hasste?

2 – Der erste Wettkampf

Kurzerhand hatten wir uns für den besagten Halbmarathon online angemeldet. Jetzt gab es kein Zurück mehr, denn Kneifen war tabu.

Worauf hatte ich mich da nur eingelassen? Hatte ich nicht in irgendeiner schlauen Laufzeitschrift gelesen, dass man sich mindestens sechs Monate auf so etwas vorbereiten muss? Und das bei entsprechender, mehrjähriger Lauferfahrung? Egal, für mich galt das nicht. Die Distanz hatten wir ja schon ein paarmal sonntags absolviert. Aber wie wäre das in einem richtigen Wettkampf?

Dabei wollten wir natürlich nicht einfach ins Ziel kommen, sondern auch unter der magischen Grenze von zwei Stunden bleiben. Also mussten wir etwas tun. So hieß es dann laufen, laufen und nochmals laufen.

Und nach einigen Wochen war dann endlich der Mai gekommen. Der Mai des Halbmarathons. Von Tag zu Tag stieg die Anspannung. Ich glaube, wenn ich behaupte, dass meine Frau von dem ganzen Hickhack genervt war, ist das völlig untertrieben.

Woran musste man denn auch alles denken? Trinken? Verpflegung? Taktik? Doping? Letzteres kam natürlich nicht in Frage. Wir waren schließlich saubere Sportler. Die Doper der Nation waren nicht unsere Vorbilder. Taktik war für uns jedoch auch kein Thema, da einfach die Erfahrung fehlte. Für uns hieß es einfach drauflos laufen. Allerdings wollten wir die komplette Distanz gemeinsam laufen. So konnten wir uns unterwegs mental oder wie auch immer unterstützen.

Die Verpflegungsfrage war letztlich auch schnell gelöst. Drei Power-Gels wollte ich mitnehmen, verstaut in meinem nagelneuen Laufgurt. Dieser wurde zudem mit vier kleinen Fläschchen bestückt, die mit Isodrink gefüllt und für die ersten zehn Kilometer eingeplant waren. Dann sollte meine Frau am Straßenrand stehen und die vier leeren Fläschchen eins zu eins gegen volle tauschen. Meine Frau fand das ganze Getue natürlich völlig übertrieben. Und mittlerweile sehe ich es auch so.

Aber es war nun mal mein erster Laufwettkampf, und mir fehlte die Erfahrung für so eine Herausforderung. Mein Laufkumpel Marco hatte zwar schon tausende von Kilometern in den Beinen, war aber ebenfalls noch keinen Wettkampf gelaufen. Sprich, er war bei der organisatorischen Vorbereitung keine große Hilfe.

Ach ja, einen Aspekt habe ich noch vergessen. Die Kleidung. Was zieht man an? Klar, Hose und Shirt. Aber welche Hose? Kurz, lang oder 3/4? Langes oder kurzes Shirt? Reicht eins, oder besser zwei übereinander? Einzig die Schuhwahl war einfach, denn ich hatte nur ein Paar. Mittlerweile hatte ich mir allerdings neue angeschafft. Die Victory waren mir nicht mehr gut genug gewesen und aussortiert worden. Schließlich war ich jetzt ein richtiger Läufer.

Zudem gab es noch eine wichtige Variable: das Wetter. Ich entschied mich nach langem Hin und Her für eine kurze Hose und zwei kurzärmlige Shirts – und das war leider zu viel des Guten. Kurz nach dem Start kam die Sonne heraus und erhitzte den noch vom Regen feuchten Boden. Warm. Schwül. Auf das zweite Shirt hätte ich jetzt gern verzichtet! Shit. Aber aus solchen Erfahrungen kann man nur lernen. Besser zu wenig an, als zu viel, das war mir jetzt klar.

An den Lauf selbst kann ich mich kaum noch erinnern. Vor lauter Aufregung bin ich regelrecht in einen Tunnelblick verfallen. Reden mit Marco war unterwegs nicht möglich, dafür fehlte mir die Luft. Meine Pulsuhr erklärte mir nachher auch kurz und bündig den Grund dafür: Durchschnittspuls 181!

Den hektischen Flaschenwechsel mit meiner Frau habe ich immerhin noch schemenhaft vor Augen. Spätestens jetzt hatte meine Frau mich für völlig bekloppt erklärt.

Aber an eins kann ich mich noch sehr gut erinnern und werde es auch nicht vergessen: den Zieleinlauf! Wir waren in Dortmund gestartet und über Bochum nach Herne gelaufen. Dort in der Innenstadt war dann das Halbmarathon-Ziel. Wir liefen unter dem Getöse von Hunderten oder Tausenden Zuschauern die Herner Einkaufsstraße hinunter. Im Zielraum war eine riesige Bühne aufgebaut, auf der eine Cover-Band Livemusik zum Besten gaben. Und als wir ankamen, spielten sie *Die perfekte Welle*. Irgendwie passend und in dem Moment des Zieleinlaufs sehr bewegend. Es war einfach ein Wahnsinnserlebnis. Und unser Ziel, unter zwei Stunden zu bleiben, schafften wir auch. In etwas über 1:56 Stunden liefen wir über die Ziellinie.

Den Nachmittag verbrachte ich nur noch liegend auf unserer Terrasse, doch auch danach konnte ich drei Tage nicht mehr vernünftig gehen, geschweige denn laufen. War das ein Muskelkater!

Später würde ich noch feststellen, wie die Relationen sich doch verschieben können. War der Halbmarathon zu diesem Zeitpunkt noch eine riesige Herausforderung, würden das bald andere Distanzen sein und die 21,1 Kilometer höchstens noch eine schöne Trainingsrunde.

3 – Es muss mehr sein

Spätestens jetzt begann mein in der Einleitung erwähntes Immerhöherhinaus-Leben.

Mit dem erfolgreich absolvierten Halbmarathon gab ich mich natürlich nicht zufrieden. Und so bin ich mir ziemlich sicher, dass ich es war, der Marco dazu überredete, einen kompletten Marathon ins Visier zu nehmen. Kaum war die erste Herausforderung geschafft, wollte ich mehr. Im Nachhinein ist es mir schleierhaft, wie schnell ich hinter das erreichte Ziel einen Haken setzen und mich direkt dem nächsten widmen konnte. Sollte man sich nicht erst einmal richtig über das Erreichte freuen? Es auskosten?

Die Zeit nahm ich mir allerdings nicht, ich wollte direkt mehr. Ich wollte zu den Menschen gehören, die in ihrem Leben einen Marathon gelaufen sind. Marco hatte ich recht schnell breitgeschlagen, und wir meldeten uns für den RWE-Marathon am Essener Baldeney-See im Oktober des gleichen Jahres an. Immerhin ist das der älteste deutsche Marathon.

Und für uns Marathonneulinge war die Strecke wie geschaffen. Einzig eine circa drei Kilometer lange, leichte Steigung gibt es dort. Der Rest ist flach wie Holland. Also optimal zum Einstieg ins Marathongeschäft und zum Kennenlernen der Distanz. Denn dieser Marathon war wirklich nur zum Kennenlernen bestimmt.

Unser eigentliches Ziel war nämlich der Ruhr-Marathon des darauf folgenden Jahres, wieder im Mai.

Wie bescheuert man doch sein kann! Ein Marathon als Zwischenziel, als Trainingseinheit für den nächsten. Als wäre das Finishen einer solchen Distanz nichts! Zu diesem Zeitpunkt war doch schon klar, dass ich mich über den ersten erreichten Marathon kaum richtig freuen würde, weil das nächste, das eigentliche Ziel, ja noch vor mir lag.

Was folgte, waren noch längere Sonntagsrunden mit Marco, denn wir wollten ja gut vorbereitet sein. Und so steigerten wir die Umfänge auf bis zu 34 Kilometer und liefen drei bis viermal die Woche. Für unseren ersten Marathon waren wir definitiv gut vorbereitet. Auch, wenn mir bestimmt so mancher erfahrene Läufer einen Vogel zeigt, wenn er liest, dass ich gerade mal ein Jahr, nachdem ich mit dem Training begonnen hatte, einen Marathon laufen wollte.

Marathon, das heißt 42,195 Kilometer, die längste aller Olympischen Laufstrecken. Doch ich habe es getan. Besser gesagt, wir haben es getan. Denn auch diesmal hatten wir uns vorgenommen, die Distanz im Paarlauf zu bewältigen. Das hat auch fast geklappt, aber dazu später mehr.

Das Training bis zum Wettkampf lief wie zuvor unproblematisch. Keine Verletzungen, Krankheiten oder andere Wehwehchen. Einzig die organisatorische Vorbereitung war ähnlich aufregend, wie bei dem Halbmarathon. Meine arme Frau!

Der Marathon selbst lief dann eigentlich fast wie geplant. Auch die Kleiderwahl stimmte diesmal. Mehr als die Hälfte der Distanz liefen wir relativ entspannt nebeneinander, bis uns der berühmte Mann mit dem Hammer ungefähr bei Kilometer 30 begegnete. Von da an da wurde es schmerzhaft. Aber wir liefen weiter wie siamesische Zwillinge.

Ein Erlebnis werden wir beide nicht vergessen. Es muss ungefähr bei Kilometer 35 gewesen sein, als uns, sagen wir mal, eine ältere Dame überholte. Graues Haar und höchstens 1,60 Meter groß. Im Vorbeilaufen klatschte sie sich selber mit den Händen auf den Hintern und meinte lächelnd zu uns, die Muskulatur müsse ja gelockert werden. Als ich später in die Ergebnisliste schaute, staunte ich nicht schlecht. Die Dame war ganze 64 Jahre alt, lief locker an uns vorbei und ward nie wieder gesehen.

Bei Kilometer 39 bekam dann Marco einen Krampf, was unseren Dauerlauf das erste Mal unterbrach. Wie es sich gehört, wartete ich auf der Stelle hopsend auf ihn, bis er weiterlaufen konnte. Zum Dank lief er mir danach davon, und ich sah ihn bis zum Ziel nur noch von hinten. Böse war ich deshalb aber nicht, denn mir fehlte zum Schluss einfach die Kraft dranzubleiben.

Und so erreichte ich nach 42,195 Kilometern und 4 Stunden und 8 Minuten erschöpft das Ziel. Doch die Zeit war (noch) zweitrangig. Ich war nur froh, das Ziel erreicht zu haben. Und so konnte ich mich in die Liste derer einreihen, die einmal in ihrem Leben einen Marathon gelaufen sind.

Wie bereits geschrieben, war dieser Lauf nur als Training für unser eigentliches Ziel gedacht: den Ruhr-Marathon im Mai 2008.

4 – Noch weiter und höher

Vielleicht mag sich der ein oder andere Leser zu diesem Zeitpunkt wünschen, dass ich nicht die ganze Zeit über meine 08/15-Sportkarriere schreibe, wie sie viele schon erlebt haben. Ich bin aber der Meinung, dass das notwendig ist, um alle Zusammenhänge nachvollziehen zu können, die zu dem führen, was in den weiteren Kapiteln beschrieben wird. Später laufen dann alle Fäden zusammen. Zudem sieht man ja eine gewisse Tendenz: erst Halbmarathon, dann Marathon und nun, im Mai 2008 sollte es der Ruhr-Marathon sein. Hier haben wir uns dann vorgenommen, diesen unter vier Stunden zu laufen.

Nur waren Marcos und meine Voraussetzungen diesmal grundverschieden. Und wir merkten schnell, dass wir wohl nicht wieder die ganze Zeit zusammenlaufen würden. Das kam dadurch, dass mir von meinem Arbeitgeber ein dreimonatiges Trainingslager ermöglicht wurde.

Denn auch beruflich war ich in den letzten Jahren sehr zielstrebig gewesen. Nach einem beruflichen Griff in die Toilettenschüssel wechselte ich 2003 zu meinem jetzigen Arbeitgeber, einer Bank. Dort arbeitete ich zu der Zeit als Kundenberater, und kurz vor dem RWE-Marathon stand meine Beförderung zum stellvertretenden Filialleiter an.

Wo es nur ging, hatte ich mich auf der Arbeit für Sonderaufgaben, Projekte etc. angeboten. Denn Stillstand bedeutete für mich Rückschritt. Ich wollte weiterkommen.

Tatsächlich kam mein damaliger Chef auf die glorreiche Idee, mich Ende 2007 für drei Monate in eine andere Filiale zu schicken, um diese kommissarisch zu leiten, und das knapp 250 Kilometer von zu Hause. Praktisch als letzte Reifeprüfung vor meiner Beförderung. Die Filiale war schon seit geraumer Zeit führungslos, es musste dringend etwas getan werden.

Und so nahm ich die Chance nach einer kurzen Rücksprache mit meiner Frau an. In dieser Zeit, es war etwa von November bis Ende Februar, war ich nur an den Wochenenden bei meiner Familie zu Hause. Unter der Woche hatte ich dort ein kleines Zimmer.

Und was macht man in seiner Freizeit in einer Stadt, in der man niemanden kennt? Klar, laufen, laufen und laufen! Fast jeden Abend drehte ich meine Runden. Dazu kam dann noch am Wochenende die obligatorische Sonntagsrunde mit Marco. Es war unglaublich, wie sich in dieser Zeit meine Leistung verbesserte. Ich wurde immer schneller und lief auch die sehr langen Distanzen recht problemlos.

Als ich zurück nach Hause kam, baute ich noch fix und spontan einen weiteren Halbmarathon in meine Vorbereitung ein. Und so lief ich im März 2008 den Railway Run in Sprockhövel. Die Strecke führt über eine alte Bahntrasse, die zum Wanderweg umfunktioniert wurde, erst 10,5 Kilometer bergauf und nach dem Wendepunkt die gleiche Strecke zurück zum Start-Ziel-Bereich. Schon da bemerkte ich meine gute Form aus dem Zwangstrainingslager. Ich war wesentlich schneller als bei dem ersten Halbmarathon, genauer gesagt 14 Minuten, denn nach 1:42 kam ich ins Ziel. Ein Foto während des Laufs zeigt bereits, dass es nicht nur mehr um Spaß ging, denn der Fotograf erwischte mich bei einem Blick auf die Uhr. Bisher war ich immer breit lächelnd an den Streckenfotografen vorbeigelaufen. Diesmal allerdings konnte ich nicht den Blick von den Zwischenzeiten lassen. Für ein Lächeln in die Kamera war keine Zeit.

Dann, im Mai – dem Monat des Ruhr-Marathons –, war ich für meine Verhältnisse in Top-Form. Mein Ziel hieß unter diesen Voraussetzungen natürlich, den Marathon unter vier Stunden zu laufen. Im Gegensatz zum Railway Run stand jetzt aber wieder der Spaß im Vordergrund. Denn dass ich die Vier-Stunden-Marke knacken würde, stand ohnehin nicht zur Debatte.

Bei Marco lief die Vorbereitung diesmal nicht so rund. Verletzungen warfen ihn mehrmals zurück, und erstmals war ich ihm leistungsmäßig überlegen. Und so bröckelte unsere Läufer-Zweisamkeit langsam aber sicher auseinander. Denn so viel wie bis dahin sollten wir in Zukunft nicht mehr zusammen trainieren, was mehr als bedauerlich ist. Als Laufpartner ist man nicht nur Freund, sondern in gewisser Weise auch Therapeut für den anderen und Marco war ein wirklich toller Thera…, äh, Laufpartner.

Der Marathon selbst war für mich dann eine einzige Freude. Vom Start weg konnte ich den Lauf rundum genießen. Jede Emotion nahm ich dankend auf und genoss die tolle Stimmung an der Strecke. Jede Kinderhand wurde abgeklatscht, jeder Rhythmus der Samba-Gruppen am Streckenrand mitgenommen.

Der damalige Streckenverlauf hatte es allerdings noch in sich. Ab Kilometer 34 ging es von Gelsenkirchen bis zum Ziel in Essen fast stetig bergauf. Wenn es einmal kurz wieder herunterging, folgte direkt die nächste Steigung. Hier trennte sich die Spreu vom Weizen. Und an diesem Tag war ich eindeutig ein kräftiges Weizenkorn!

Für mich war das alles gar kein Problem. Ohne ein wesentliches Anzeichen von Ermüdung lief ich auch die letzten harten acht Kilometer mit einem Lächeln im Gesicht. Von diesem Zeitpunkt an überholte mich kein einziger Läufer mehr. Ich lief die Steigungen, ohne ein bisschen an Tempo einzubüßen. Einzig ich kassierte einen nach dem anderen Läufer ein. Ein Wahnsinnsgefühl! So etwas hatte ich noch nie erlebt.

Es war wirklich so, dass ich meine eigene Form im Vorfeld absolut unterschätzt hatte. Zwar hätte mir die Zeit vom letzten Halbmarathon ein Zeichen sein können, aber ich habe es eindeutig übersehen.

Ein Highlight war dann bei etwa Kilometer 38 oder 39. Ein Mann stand am Streckenrand und hatte eine fette Musikanlage aufgebaut. Aus den Lautsprechern donnerte in voller Lautstärke *It's my life* von Jon Bon Jovi. Das war deshalb ein sehr bewegender Moment für mich, weil ich meiner Frau noch kurz vor dem Marathon erzählte hatte, dass es für mich ein Traum sei, wenn dieses Lied einmal bei einem meiner Zieleinläufe gespielt würde, ähnlich wie beim ersten Halbmarathon *Die perfekte Welle*.

Bei diesem Erlebnis und der Erfüllung meines Traumes (es war zwar nicht im Ziel, aber kurz davor) flossen mir doch glatt ein paar Freudentränen über die Wangen. Ein sehr emotionaler Augenblick!

Als die Ziellinie langsam näher kam und sich bereits ein großer Schub von Glückshormonen ankündigte, hörte ich meine hysterisch schreiende Mutter aus der Masse am Streckenrand heraus: „Pätrick! Pääätrick!"

Ja, meine Mutter schrie Pätrick. Mit drei ä. So wurde ich angeblich als kleines Kind getauft. Ich fand die Aussprache mit ä immer etwas komisch, denn geschrieben wird mein Name ja mit a. Wieso dann Pätrick? Also nennen mich meine Freunde auch Patrick. Allein die Familie ist immer bei Pätrick geblieben. Es sei ihnen vergeben. Das aber nur am Rande.

Schon zu meinen Kanu-Zeiten war meine Mutter stets die Lauteste an der Regatta-Strecke gewesen. Zudem hüpfte sie, wenn ich ein Rennen fuhr, wie ein Flummi die Strecke entlang. Es war ihre Art, mich anzufeuern. Vielleicht hat sie ja ein Anfeuer-Schrei-Gen oder so?

Nicht zu vergessen ist ein Video von meinem letzten Rennen bei einer deutschen Meisterschaft in München 1993. Gefilmt wurde unser Rennen im Vierer-Kanadier. Wir verfehlten den 3. Podestplatz nur um schlappe 6/100 Sekunden und erst nach Auswertung des Zielfotos. Auf Grund der knappen Rennentscheidung erlebte meine aufgedrehte Mutter fast einen Herzklabaster, und alles wurde vom Mikro der Videokamera aufgezeichnet. Ein Wunder, dass das Gerät dem Geschrei überhaupt standhielt. Entschuldigt meine Ausschweife, aber das musste einmal gesagt werden.

Nach 42,195 Kilometern im Ziel angekommen, spürte ich die volle Ladung Glückshormone. Als ich dann freudestrahlend meinen Laufcomputer stoppte und auf die gelaufene Zeit schaute, staunte ich nicht schlecht: Dort stand 3:38:42.

Im Gegensatz zu meinem ersten Marathon, sieben Monate zuvor, hatte ich mich exakt um eine halbe Stunde verbessert. Welten. Wahnsinn! Und das mit einer Leichtigkeit, die ich mir nie erträumt hätte. Gut, die Muskulatur in den Beinen zog etwas, aber Schmerz ist etwas anderes.

Somit blieben mir noch 45 Minuten Zeit, meine Frau zu finden, etwas zu essen und zu trinken, um danach Marco im Ziel zu empfangen. Ich muss gestehen, er sah etwas mitgenommen aus, als er eine dreiviertel Stunde nach mir ins Ziel kam. Der Arme hatte durch die ganzen Rückschläge in der Zeit vor dem Marathon gerade mal sechs Wochen gehabt, um sich auf den Lauf vorzubereiten. Ich habe höchsten Respekt vor seiner Entscheidung, den Marathon unter dieser Voraussetzung überhaupt gelaufen zu sein. Einfach klasse!

5 – Da geht doch noch was

Nach diesem tollen Erlebnis und Ergebnis hätte ich eigentlich schon in den Läufer-Ruhestand gehen können. Gut, mit 33 Jahren ist es vielleicht noch ein bisschen zu früh, zumal ich erst vor eineinhalb Jahren mit dem Laufen begonnen hatte.

Ich meine damit hauptsächlich, ich hätte mit so einem Ergebnis absolut zufrieden sein können, um dann mit Spaß weiterzulaufen. Über den Erfolg beim Ruhr-Marathon hatte ich mich diesmal auch wirklich ausgiebig gefreut, und ich betrachtete dieses Event nicht bloß als ein Zwischenziel.

Doch es hat gar nicht so lange gedauert, da fragte ich mich, ob nicht noch mehr möglich wäre. Auf einmal stand nicht mehr die Freude über die 30 Minuten Verbesserung verglichen mit dem vorherigen Marathon im Fokus, sondern das Gefühl, dass nur knapp neun Minuten gefehlt hatten, um auch die nächste Grenze zu durchbrechen und einen Marathon unter 3:30 Stunden zu laufen.

Die Form war schließlich gut, und so langsam hatte ich genug Erfahrung, die Distanz gut einzuschätzen. Kurzerhand beschloss ich, die neue Marke beim Essener RWE-Marathon zu knacken. Vom Vorjahr kannte ich die Strecke ja bereits, und das flache Streckenprofil ist für Bestzeiten wie geschaffen.

Also trainierte ich fleißig weiter. Gut, ein Trainingslager, wie die drei Monate fern von zu Hause, war diesmal nicht möglich, denn es gab keinen neuen Notstand in einer anderen Filiale. Stattdessen hatte ich seit meiner Rückkehr die Stelle des stellvertretenden Filialleiters übernommen.

Jetzt nutzte ich immerhin so manchen Heimweg zum Training und lief bis zu 26 Kilometer von der Arbeit nach Hause. In der Vergangenheit hatte ich den Heimweg schon oft mit dem Rad zurückgelegt, aber Laufen ist dann doch etwas anderes.

Diesmal lief auch bei mir die Vorbereitung nicht optimal, und die ersten Wehwehchen stellten sich ein. Vielleicht Zeichen meines Körpers, dass die Belastung und Steigerung in den letzten eineinhalb Jahren doch etwas zu heftig gewesen waren. So gut es ging, überhörte ich die Warnsignale und machte oft den Fehler, Schmerzen „wegzulaufen". Mittlerweile weiß ich natürlich, dass das absoluter Schwachsinn ist. Schmerzen kann man nicht weglaufen.

Im Endeffekt war ich diesmal nicht ganz so gut vorbereitet wie beim letzten Marathon. Allerdings strotzte ich dank des letzten Erfolges immer noch vor Selbstvertrauen. Zweifel? Fehlanzeige. Ich wollte verdammt noch mal die 3:30 Stunden knacken! Mein Wille sollte den etwas geringeren Trainingsaufwand ausgleichen. Immerhin war ich das letzte Mal mit so einer Leichtigkeit gelaufen. Da war doch bestimmt noch genug Spielraum bis zum Limit. So dachte ich.

Vermutlich merkt man schon, dass es mit der neuen Bestzeit nicht geklappt hat. Sagen wir mal, ja und nein! Wie – ja und nein? Mehr dazu später.

Damit auch nichts schief ging, orientierte ich mich schon im Startbereich an den Zugläufern für eine Endzeit von 3:29 Stunden. Ich hatte mir vorgenommen, während des gesamten Laufs an den Zugläufern und der Gruppe um sie herum dranzubleiben. Einfacher geht es doch nicht, oder?

Na ja, bis etwa Kilometer 21 war das auch wirklich unproblematisch. Gut, das Tempo war schon anspruchsvoll, aber es reichte, um mitzulaufen. So gerade. Bei Kilometer 21 kamen wir dann zu einer Verpflegungsstation, an der die ehrenamtlichen Helfer total überfordert waren. Wir waren eine größere Gruppe von etwa 30 Läufern, und die aufgestellten Wasserbecher reichten nicht aus. Doch ohne etwas zu trinken konnte ich nicht weiter. Der Durst war groß, und als erfahrener Läufer trug ich keine Fläschchen mehr mit mir herum. Das machten doch nur Anfänger.

Das Ende vom Lied war, dass ich den Anschluss an meine Gruppe mit den 3:29-Zugläufern verpasste und auch nicht mehr imstande war, wieder heranzukommen. Spätestens als dann bei Kilometer 36 der Mann mit dem Hammer zuschlug, war die angepeilte Zeit unter 3:30 endgültig passé. Aber die Bestzeit? Eine kleine Verbesserung sollte doch möglich sein!

Wenigstens wurde ich in diesem Jahr von den Cheerleadern im Ziel begrüßt. Im Vorjahr war mir das versagt geblieben, da diese beim Essener Marathon immer nur für Läufer mit einer Zielzeit von höchstens vier Stunden jubeln und sich dann vom Acker machen. Als hätten die langsameren Läufer nicht auch so eine Begrüßung im Ziel verdient.

Ob es für eine Verbesserung gereicht hatte, konnte ich nicht direkt erkennen, weil die Uhr im Zielbereich nur ein grober Richtwert der Brutto-Zeit war und mein Laufcomputer unterwegs den Dienst quittiert hatte. Akku leer. Also hieß es warten, bis die Ergebnislisten im Internet online waren. Am frühen Abend war es dann so weit, und ich traute meinen Augen nicht. Ich hatte mich im Gegensatz zum vorherigen Marathon nicht verschlechtert, aber eine neue Bestzeit sprang auch nicht für mich heraus.

Wie konnte das sein? Ganz klar! Ich bin, wie bei dem Marathon fünf Monate zuvor, exakt die gleiche Zeit gelaufen. Auf die Sekunde: 3:38:42.

Falls ein anderer Läufer so etwas schon einmal in seinem Leben, und erst recht in einem Jahr, geschafft hat, möge er sich doch bitte bei mir melden. Ein Jahr, zwei Marathonläufe auf zwei verschiedenen Strecken und exakt die gleiche Zeit – eigentlich kann ich das immer noch nicht fassen.

Wobei die Läufe grundverschieden waren. Im Mai war ich die profilierte Strecke von Dortmund nach Essen mit Leichtigkeit gelaufen, im Oktober musste ich mich quälen und richtig durchbeißen, um auf das selbe Ergebnis zu kommen. Bei dem ersten Lauf ging es mir auch im Ziel super, dieses Mal war ich völlig fertig. Schmerzen, Kreislauf, Schnappatmung – das volle Programm. Vom Marathon hatte ich jetzt wirklich genug. Ich hatte mir geschworen, wenn ich noch einmal in meinem Leben einen Marathon laufen sollte, dann nur im Rahmen eines Ironmans. Also nie! Denn an Triathlon habe ich zu diesem Zeitpunkt noch nicht gedacht.

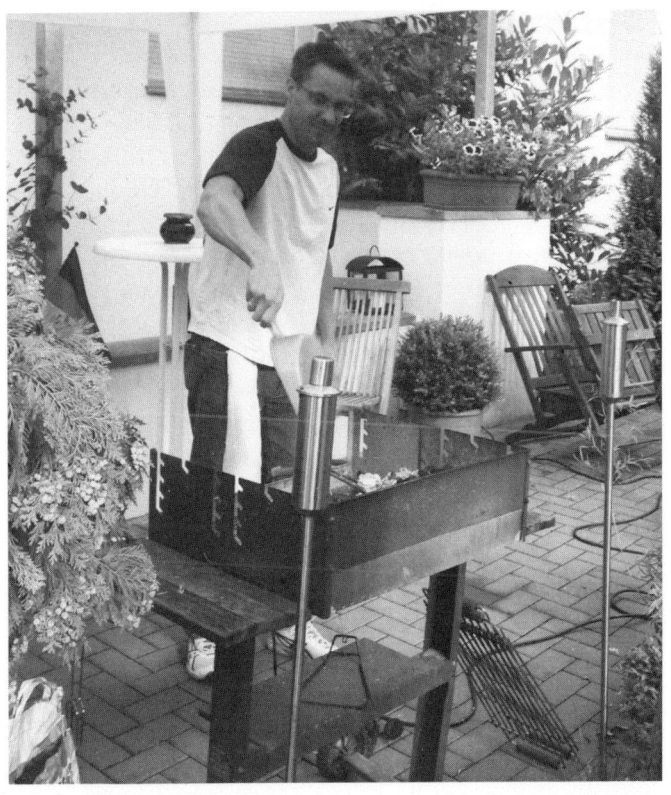

Gemütliches Grillen fand wegen Zeitmangels immer seltener statt.

6 – Ich werde Multisportler

Die Idee, auf Triathlon umzusatteln, kam mir allerdings wenige Wochen später, Ende des Jahres 2008. Ich wollte nicht mehr nur laufen, denn noch immer plagten mich diverse Wehwehchen, die ihren Ursprung in der großen Belastung durch das Laufen hatten: Knie, Fußgelenke, eigentlich fast alles unterhalb der Hüfte machte Probleme. So schien es mir logisch, die Belastung auf mehrere Disziplinen zu verteilen. Schließlich würden Schwimmen und Radfahren meine Problemzonen gar nicht oder nur marginal belasten.

Meine Vorstellung war, etwas weniger zu laufen, dafür aber die anderen beiden Disziplinen zu trainieren. Dass der Trainingsumfang beim Triathlon insgesamt doch deutlich höher ist, war mir zu diesem Zeitpunkt nicht bewusst.

Außerdem gab es noch ein weiteres Problem. Ein nicht unwesentliches. Ich konnte zwar schwimmen, aber kraulen? Nein, gar nicht. Und den anderen brustschwimmend hinterher zu hecheln, kam definitiv nicht in Frage. Also hieß es, den Computer anzuschmeißen und die Jungs von google zu fragen, wo ich Kraulen lernen konnte.

Schließlich entschied ich mich für einen sechswöchigen Anfängerkurs bei einem renommierten Triathlonverein in Dortmund. Es wurde wirklich bei Null angefangen. Schritt für Schritt und Woche für Woche lernten wir die einzelnen Elemente der Kraultechnik, und das in einem zehn Meter kurzen Übungsbecken.

Armzug, Beinschlag, Wasserlage und und und. Gut, richtig perfekt konnte ich nach den sechs Wochen immer noch nicht kraulen, aber wenigstens schaffte ich mittlerweile mehr als zwei 25-Meter-Bahnen am Stück ohne abzusaufen oder wegen meiner katastrophalen Atemtechnik zu ersticken. Aber das reichte mir nicht. Ich wollte mehr, wollte besser kraulen können. Also buchte ich direkt online bei dem selben Verein den Kraulkurs für Fortgeschrittene. Jetzt sollte es ans Eingemachte gehen.

Nach dem zweiten Kurs schwamm ich meiner Meinung nach auch ausreichend gut. Einzig mit der Beinarbeit haderte ich. Da ich von Natur aus kein Mensch bin, dem Koordinationsvermögen in die Wiege gelegt wurde, fiel es mir recht schwer, die Arm- und Beinbewegungen richtig zu koordinieren.

Also stützte ich mich auf die beliebte Triathlonweisheit, dass man auf den Beinschlag getrost verzichten kann. Schließlich müssen die Beine im Wettkampf ja auch für das Radfahren und Laufen geschont werden.

Somit war die erste große Hürde genommen. Die nächste hieß Radfahren. Natürlich konnte ich Rad fahren und musste es nicht extra lernen, das wäre ja noch schöner gewesen! Aber das Fahrrad selbst bereitete mir Kopfzerbrechen. Zwar hatte ich zu der Zeit gleich zwei Fahrräder im Keller stehen: Das Cross-Rad schied allerdings direkt aus, denn ich wollte ja keinen Cross-Triathlon machen. Das Rennrad kam schon eher in Frage, und ich hatte es mir noch vor gar nicht so langer Zeit gekauft. Allerdings sah man im Fernsehen die Triathleten immer mit so coolen Zeitfahrrädern. So eins wollte ich auch!

Dass man sein Rad einfach und relativ günstig mit einem Lenkeraufsatz Triathlon-fit machen konnte, war mir nicht bewusst. Oder ich war so besessen von dem Wunsch nach einem Zeitfahrrad, dass ich diese Möglichkeit einfach verdrängt habe. Ein drittes Rad hätte ohne Frage zu einer Ehekrise geführt. Also habe ich ruckzuck meine beiden Räder bei eBay verkauft, um den erzielten Erlös in ein Zeitfahrrad zu investieren.

Noch ehe der Frühling des Jahres 2009 kam, stand dann auch schon mein nagelneues Rennrad in unserem Keller. Mutig (oder leichtsinnig) online gekauft, ohne Beratung und vorherige Probefahrt. Aber es passte gut zu mir, und ich war verdammt stolz – und freute mich auf die erste Fahrt damit.

Das Rad war für ein richtiges Triathlon-Zeitfahrrad sogar sehr günstig, aber mit seinen fast 1.300 Euro beileibe kein Schnäppchen. Hier merkte ich dann auch, dass Triathlon kein günstiger Sport ist. Das Rad war nämlich nur der Anfang. Es folgten ein Neoprenanzug, ein Triathlon-Einteiler für den Wettkampf, ein Spezial-Schnürsystem für die Laufschuhe, Schwimmbrille, Kompressionssocken, Spezial-Nahrungsergänzungsmittelchen – und was weiß ich nicht noch alles.

Und wo mein erster Wettkampf sein sollte, stand auch schon fest. Zum Kennenlernen sollte es die Sprintdistanz zur Eröffnung der Triathlonsaison Anfang Mai 2009 in Buschhütten sein.

Beruflich lief es zu dieser Zeit weiterhin sehr positiv. Dennoch merkte ich schnell, dass meine neue Position nicht die ersehnte Erfüllung war: Ich wollte nicht die zweite Geige spielen. Vielmehr wollte ich selber Chef beziehungsweise Filialleiter sein. Das war mir schon klar geworden, als ich die andere Filiale kommissarisch für die drei Monate leitete.

Hier sieht man eindeutig eine Parallele zum Sport. Auch beruflich konnte ich mich über ein erreichtes Ziel nicht lange freuen und damit zufrieden sein. Kaum war ich stellvertretender Filialleiter – das hatte ich eigentlich immer werden wollen – war mir das Erreichte nicht mehr gut genug, und ich wollte mehr.

Also gab ich weiter Gas. Projekte hier, Sonderaufgaben da. Mich überall anbieten, wo es nur ging, und ständig überdurchschnittliche Leistungen bringen.

Problematisch war zu dieser Zeit nur, dass ich in einem recht kleinen Unternehmen arbeitete. Die Bank hatte bundesweit nur wenige Filialen, und ich war nicht mobil, sprich: Ein berufsbedingter Umzug kam für mich nicht in Frage. Dadurch hätte ich meine Frau und die beiden Kinder aus allem herausgerissen, was ihnen lieb und wichtig ist. Meine Frau hätte ihre beiden Jobs nicht weitermachen können, und für die Jungen wäre der Freundeskreis in weite Ferne gerückt. Dazu ein Schulwechsel. Nein, das stand für mich nie zur Diskussion, und ich hätte es für egoistisch gehalten, das von den Dreien zu verlangen, nur damit ich Karriere machen konnte.

Also hieß es, erst einmal geduldig sein und warten. Es wurde ja immer mal firmenintern gemunkelt, dass nach und nach weitere Filialen eröffnet werden sollten. Wo, stand zwar noch in den Sternen, aber ich ackerte weiter, um die Chance zu nutzen, falls sie sich auftun würde.

Und so zog mein Immerhöherhinaus-Leben zunehmend größere Bahnen. Beruflich ging es stetig aufwärts. Auch sportlich war die Entscheidung, auf Triathlon umzusteigen, der logische nächste Schritt.

Es ist schon merkwürdig, wenn man im Nachhinein merkt, dass man immer mehr wollte und es scheinbar keine Grenzen gab. Denn all die Träumereien der Vergangenheit setzte ich nach und nach in die Realität um, ohne mir dessen wirklich bewusst zu werden oder es gar richtig zu genießen.

Dass mir dieses Leben in gar nicht so ferner Zukunft ganz kräftig um die Ohren fliegen würde, hätte ich damals nie vermutet. Hätte mir jemand gesagt „Patrick, in zwei Jahren kann ich dich in der Psychiatrie besuchen", hätte ich ihm einen Vogel gezeigt und ihn für verrückt erklärt. Psychiatrie, da kommen doch Irre hin!

7 – Ich, der Triathlet

Endlich Mai! Der Triathlon Buschhütten stand vor der Tür. Besser gesagt, ich stand in Buschhütten im Freibad und holte aufgeregt meine Startunterlagen ab. Am folgenden Tag sollte es soweit sein: mein erster Triathlon. Und dann noch in Buschhütten, wo sich zum Saisonstart immer viele Top-Stars der Szene blicken lassen. Zum Beispiel die bekannten Raelert-Brüder, Sebastian Kienle, Andreas Niedrig, Timo Bracht und viele mehr. Es gibt kaum einen Athleten aus der nationalen Spitze, der noch nicht dort gestartet ist.

Und jetzt stand ich hier und suchte den Stand, an dem ich meine Startnummer abholen konnte. Gut, ich startete nicht über die Olympische Distanz wie die Stars. Ich gab mich zum Kennenlernen des Sports mit der kürzeren Sprintdistanz zufrieden. Man soll schließlich klein anfangen, und das bedeutete immerhin noch 500 Meter Schwimmen, 20 Kilometer Radfahren und anschließend 5 Kilometer Laufen.

Um auf Nummer Sicher zu gehen, reiste ich bereits am Samstag an, um mich mit den Gegebenheiten vor Ort und speziell der Strecke vertraut zu machen. Für mich war das schließlich absolutes Neuland. Spezifisch trainiert hatte ich bis zu diesem Zeitpunkt nicht. Mein Lauftraining hatte ich mit drei bis vier Einheiten die Woche beibehalten, dazu kamen ein bisschen Radfahren und Schwimmen.

Seit meinen Schwimmkursen hatte ich es geschafft, regelmäßig zweimal pro Woche zu schwimmen. Mangels Zeit allerdings noch vor der Arbeit. Das hieß zweimal die Woche um 5:30 Uhr aufstehen, um dann gegen 6 Uhr vor dem Schwimmbad zu stehen. Auf das bisschen Schlaf konnte man doch getrost verzichten und die Zeit zum Trainieren nutzen. Schlaf wird sowieso überbewertet.

Das Schwimmbad öffnete zwar erst um 6:20 Uhr, aber man musste immer früh genug da sein, um noch einen vorderen Platz in der Schlange und somit eine gute Bahn zu ergattern.

Bei so manchem war zu vermuten, dass er sich schon am Abend den Platz in der Schlange gesichert hatte. Ich konnte so früh kommen, wie ich wollte, die gleichen zwei, drei Gesichter waren immer schon da. Nix mit Pole-Position! Irgendwann war ich aber so schnell mit dem Umkleiden, dass mir die fünfte Position in der morgendlichen Schlange reichte, um als Erster im Wasser zu sein. Das perfekte Wechseltraining.

Am Sonntagmorgen meines Triathlon-Debüts hieß es, das Rad in der Wechselzone einzuchecken und alles Nötige wie Helm, Startnummer, Radschuhe, Laufschuhe etc. so abzulegen, dass ich die Sachen ohne großen Zeitverlust zwischen den einzelnen Disziplinen anlegen konnte. Ich weiß nicht, wie oft ich alles noch einmal umsortiert und die Anordnung wieder geändert habe. Es sollte möglichst perfekt sein – aber Erfahrung hatte ich noch keine. Und dann war da ja noch die entscheidende K-Frage!

K-Frage? Die Kleidungs-Frage! Wie damals bei meinem ersten Halbmarathon. Was ziehe ich an? Schließlich kommt man nass aus dem Wasser und muss dann mit noch nicht getrocknetem Triathlon-Einteiler aufs Rad. Das könnte kalt werden. Zudem die Lufttemperatur an diesem Tag kaum mehr als 13 oder 14 Grad betrug. Nach Rückfrage bei anderen Athleten, die mir erfahren aussahen, beließ ich es mutig bei dem Einteiler als einzigem Kleidungsstück. Und als kurz vor dem Schwimmstart die Sonne durch die Wolken brach, wusste ich, dass es die richtige Wahl war.

Der Triathlon lief dann fast ohne Probleme. Die Wechsel funktionierten perfekt. Ich verhedderte mich nicht am Startnummernband, setzte den Helm richtig herum auf und und und. Schon beim Zieleinlauf war ich überglücklich, und auch nach dem Rennen freute mich riesig über den Erfolg. Zeit oder Platzierung waren mir egal. Ich war einfach froh, es geschafft zu haben. Ein tolles Gefühl!

Auch wenn Buschhütten nur ein Zwischenziel sein sollte. Denn es war für mich schon beschlossene Sache, zwei Monate später in Dortmund über die längere Olympische Distanz zu starten. Die Sprintdistanz war ja schließlich nur zum Kennenlernen gedacht. Zudem liebäugelte ich schon mit der Mitteldistanz im Rahmen des Cologne Triathlon Weekend im September 2009.

Mitteldistanz, das wäre dann schon eine richtige Herausforderung. In Köln hieß das 2009 2,5 Kilometer Schwimmen, 90 Kilometer Radfahren und anschließend noch einen Halbmarathon (21,1 Kilometer) Laufen. Ja, man merkt wieder: Immer größer sollten meine Herausforderungen werden.

Auch wenn ich in Buschhütten auf Anhieb immerhin den vierten Platz in meiner Altersklasse belegte, reichte mir der Erfolg nicht aus, und ich musste möglichst schnell ein höheres, schwierigeres Ziel anpeilen. Dass ich Vierter geworden war, ist mir sogar erst aufgefallen, als ich beim Schreiben dieses Buches meine alten Urkunden herauskramte.

Also hieß es, mich fix für den Westfalen-Triathlon in Dortmund anzumelden. Geschwommen wurde dort im Dortmund-Ems-Kanal in ganz klarem und angenehm warmen Wasser. Hier konnte ich dann auch direkt meinen neuen Neoprenanzug im Wettkampf testen. Ein solches Ganzkörperkondom sorgt dafür, dass man besser im Wasser liegt. Genauer gesagt auf dem Wasser. Der Schwimmer braucht sich dann eigentlich nur noch um den Vortrieb zu kümmern, oben bleibt man von allein. Für einen Schwimmtölpel und Anti-Techniker wie mich genau das Richtige.

Den Neo hatte ich kurz vorher noch im Rahmen eines Testschwimmens ergattert. Ja richtig, Testschwimmen! Dabei kann man in einem Schwimmbad herausfinden, welches Modell am besten zu einem passt. Das Triathlon-Fachgeschäft meines Vertrauens veranstaltet so etwas einmal im Jahr. Dabei heißt es dann, ein bis zwei Stunden lang einen Neo anziehen, ein paar Bahnen schwimmen und Neo wieder ausziehen. Das Ganze wiederholt sich je nach Sportler so drei bis zehn mal. Auswahl gibt es schließlich genug, und bei den Preisen sind nach oben keine Grenzen gesetzt. Genau wie bei allem anderen Triathlon-

Equipment. Da kann man für ein Fahrrad schon mal locker 5.000 Euro ausgeben.

Gut, andere Leute kaufen sich dafür ein Auto oder eine schicke Küche, aber Qualität hat eben ihren Preis … Meine Frau hätte mich erschlagen oder für immer in die Wüste geschickt, wäre ich mit so etwas nach Hause gekommen. Da versteht der Finanzminister keinen Spaß!

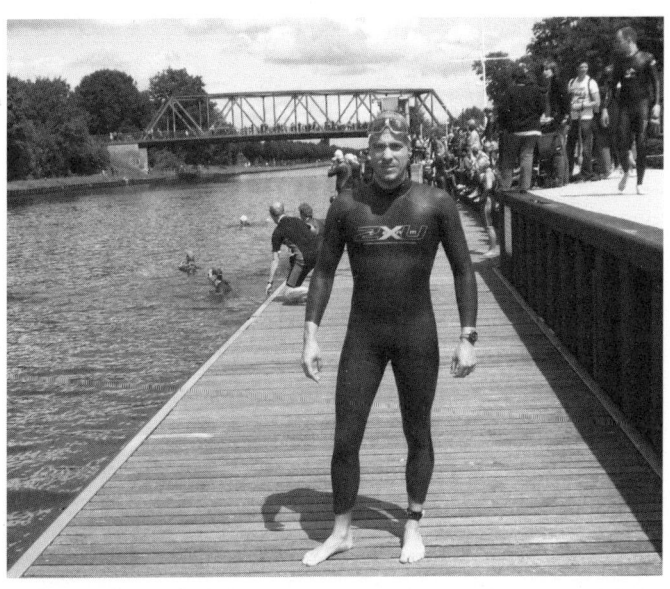

Auch bei dem Triathlon in Dortmund lief alles wie am Schnürchen. Gut, da ich zum ersten Mal außerhalb eines Schwimmbads schwamm, hatte ich noch einige Orientierungsprobleme. Um die Lage zu peilen und meine Atmung wieder zu beruhigen, musste ich immer mal kurz aufs Brustschwimmen umstellen. Aber das war in Ordnung. So verließ ich nach 1,5 Kilometern Schwimmen freudestrahlend den Kanal.

Vielen Dank übrigens an die beiden Helfer, die mich aus dem Wasser katapultierten. Sie standen am Steg und halfen den Triathleten, aus dem Wasser zu kommen. Dabei griffen sie gleichzeitig unter meine Achseln und zogen mich beinahe senkrecht aus dem Wasser. Und das mit einem solchen Schwung, dass ich dachte, ich fliege auf den Steg.

Dann ging es ab in die Wechselzone zu meinem Rad. Neo aus, Helm auf und ab. In nur 70 Minuten absolvierte ich die 40 Kilometer lange Radstrecke wie im Rausch. Auch beim abschließenden 10-Kilometer-Lauf lief alles nach Plan. Eigentlich sogar besser als geplant, denn die 46 Minuten, die ich brauchte, waren mein bislang bestes Ergebnis über diese Distanz. So mancher mag darüber vielleicht schmunzeln, aber für mich war die Zeit wirklich gut. Und auch das Gesamtergebnis konnte sich wieder sehen lassen: In meiner Altersklasse wurde ich Neunter, und auch den 43. Platz im Gesamtklassement finde ich gar nicht so schlecht.

Doch wie gehabt, reichte mir das auch diesmal nicht. Klar, es waren tolle Erfolge in Buschhütten und Dortmund, und die Ergebnisse lagen weit über meinen Erwartungen. Aber irgendetwas in mir trieb mich immer weiter. So dauerte es dann auch nicht lange, bis ich meinen Mitteldistanz-Start in Köln fix machte.

Klar, das bedeutete, dass ich noch mehr trainieren und noch mehr Zeit aus anderen Lebensbereichen opfern würde. 45 Stunden pro Woche waren schließlich schon für den Job vergeben, und daran gab es nichts zu rütteln. Morgens ging ich weiterhin zweimal die Woche vor der Arbeit schwimmen, und den Heimweg nutzte ich zudem gelegentlich zum Laufen, meist aber für das Radtraining. Natürlich nahm ich dabei nicht den direkten Weg, denn das wären gerade mal 18 Kilometer gewesen, sondern baute die Radeinheiten auf bis zu 70 Kilometer Streckenlänge aus. Für die richtig langen Ausfahrten war ja noch der Sonntag da.

Dass mir eine dieser Fahrten einmal zum Verhängnis werden sollte, ahnte ich zu diesem Zeitpunkt nicht.

8 – Vorerst der sportliche Höhepunkt

Und so zog ich das Training für die Mitteldistanz im September 2009 durch. Alles lief überraschend problemlos. Keine Verletzungen, Krankheiten und kaum Wehwehchen. In der Spitze trainierte ich 13 bis 14 Stunden in der Woche. Das Ganze verteilt auf sieben bis neun Trainingseinheiten. Da die Woche bekanntermaßen nur sieben Tage hat, musste ich also ab und zu zweimal am Tag trainieren.

Da hieß es dann morgens vor der Arbeit bis zu einein-halb Stunden Schwimmen und nach der Arbeit Radfahren oder Laufen. An diesen Tagen blieb dann vor dem Schlafen-gehen höchstens noch Zeit, um etwas zu essen und schnell zu duschen. Aber da musste ich nun mal durch. Ach ja, die Familie natürlich ebenfalls.

Auch wenn meine Frau dem Triathlonprojekt im Vorfeld zugestimmt hatte, kam sie in der Zeit zu kurz. Abends bin ich ihr teilweise schon vor 21 Uhr erschöpft weggeschlafen. Für Sexualität waren am Abend keine Körner[6] mehr übrig. Sie möge es mir verzeihen. Die Pflicht hatten wir mit unseren beiden Kindern ja bereits erfüllt, und für die Kür waren jetzt leider keine Kraft und Zeit mehr da.

Im Nachhinein finde ich es am schlimmsten, dass die Kinder damals viel zu kurz gekommen sind. Diese Zeit kann ich nicht mehr nachholen. Auch, wenn alles so in der Familie abgespro-chen war, tut es mir doch Leid.

Zudem fiel unser Jahresurlaub ausgerechnet in die Hoch-phase der Vorbereitung, also die Zeit des größten Trainings-pensums. Mit dem Wohnwagen hatte es uns nach Kroatien verschlagen. Genauer gesagt nach Süd-Istrien. Eine wirk-lich sehr schöne Gegend, bestens geeignet für lange Rad-Trainingseinheiten. Die Straßen sind bei weitem besser als

---

6   Körner heißt bei Radfahrern so viel wie Kraft- oder Energiereserve.

in meinen Trainingsrevieren zu Hause, und mit Ausnahme der einzigen Bundesstraße ist das Verkehrsaufkommen sehr übersichtlich. Ich könnte mir kein besseres Trainingsterrain vorstellen.

Das einzige Problem war die Hitze. Im August klettert das Thermometer dort schon mal auf 40 Grad, und das bereits früh am Tag. Was macht man also lieber, als im Urlaub morgens um halb sechs aufzustehen und dann drei bis vier Stunden Rad zu fahren? Mit Erholungsurlaub hatte das nicht viel zu tun. Trainingslager trifft es eher.

Wenn ich vom Radfahren zurück kam, saß die ausgeschlafene Familie meist noch beim Frühstück. Das gönnte ich mir dann auch direkt, denn morgens um halb sechs hatte ich definitiv noch keine Lust zu essen. Bis zur Rückkehr mussten zwei Müsliriegel reichen.

Anschließend war ich meist so platt, dass ich zu nichts mehr zu gebrauchen war. Immerhin hat es noch dafür gereicht, die Stühle und all die anderen Sachen zum Strand zu schleppen.

Wenn ich morgens mal nicht mit dem Rad durch die schöne istrische Landschaft unterwegs war, machte ich eine morgendliche Laufeinheit. Ausschlafen im Urlaub? Wird überbewertet!

Tagsüber dann eine Schwimmeinheit im Meer und am Abend noch einmal Laufen. Dazwischen Essen und faul am Strand herumliegen. Auch in dieser Zeit ist die Familie definitiv zu kurz gekommen. Im Nachhinein kann ich sagen, dass der Familienurlaub auch wirklich zum Erholen da sein sollte. Und um ausgiebig Zeit mit den Kindern zu verbringen, die sonst aus beruflichen Gründen oft fehlt. Diesen Fehler werde ich jedenfalls nicht noch einmal machen!

So hatte ich zu diesem Zeitpunkt knapp neun Monate auf mein Ziel hin trainiert. Eine durchaus angemessene Vorbereitung. Dabei lief alles nach Plan, und ich war topfit. Allerdings gab es in der Zeit fast nur Belastung und keine Entlastung. Sprich, mein Körper und Geist liefen immer am Anschlag und bekamen so gut wie keine Erholungspausen. Wie wichtig das aber ist, bemerkte ich erst später. Zu spät!

So kam dann irgendwann das erste September-Wochenende 2009. Das Wochenende des Cologne Triathlon Weekends, wie die Veranstaltung offiziell heißt. Wie bereits geschrieben, war ich topfit für die 2,5 Kilometer Schwimmen, 90 Kilometer Radfahren und 21,1 Kilometer Laufen. Über das ganze Jahr gesehen, musste ich keine einzige Trainingseinheit ausfallen lassen. Meinen Trainingsplan, den ich wöchentlich über das Internet erhielt, konnte ich stets einhalten. Ein Traum.

Aufgeregt war ich natürlich trotzdem. Alles andere wäre auch unnormal gewesen. Immerhin hatte ich an diesem Tag 113,6 Kilometer zurückzulegen.

Bereits am Vortag holte ich meine Startunterlagen ab, damit ich genug Zeit hätte, die Gegebenheiten zu erkunden. Ich schaute mir die beiden Wechselzonen, die Schwimmstrecke und auch den Zielbereich an. Am Abend ging ich noch einmal alles im Kopf durch. Hatte ich wirklich nichts vergessen? Es wäre ja schön dumm gewesen, nach dem Radfahren in die Wechselzone zu kommen und ohne Laufschuhe dazustehen.

Die Wechsel stellte ich mir ebenfalls noch einmal bildlich vor. Auch, was wäre, wenn es nicht nach Plan laufen sollte, Kopf oder Körper nicht mitspielen würden. Ich wollte auf alle Eventualitäten vorbereitet sein. Und das war ich auch. Meine Frau hatte sich an das Hickhack und meine Macken wohl schon gewöhnt, denn sie blieb bei dem ganzen Trara unerwartet ruhig und gelassen.

Ein bestimmtes Zeitziel hatte ich mir eigentlich nicht gesteckt. Die oberste Priorität war anzukommen. Gut, unter sechs Stunden wäre auch toll gewesen. Unter fünfeinhalb Stunden ein Traum.

Dann war es endlich soweit. Ein paar Minuten vor dem Start schwebte ich in meinem Neoprenanzug im Wasser des Fühlinger Sees. Mein Körper kribbelte vor Aufregung. Noch einmal dezent Wasserlassen, dann blieb mir nichts weiter zu tun, als auf den Startschuss zu warten.

Ich sortierte mich etwas weiter hinten und am Rande des Starterfeldes ein, denn dem berüchtigten Hauen und Treten am Start wollte ich aus dem Weg gehen. Das gelang mir auch sehr gut, und so konnte ich die 2,5 Kilometer relativ problemlos absolvieren. Einzig das ganze Wasser, das ich währenddessen schluckte, machte mir an Land, als der Körper wieder die Senkrechte einnahm, kurz zu schaffen. Aber ein kräftiges Bäuerchen sorgte bei mir für die nötige Erleichterung und bei den zahlreichen Zuschauern für Erheiterung. In der ersten Wechselzone angekommen, hieß es erst einmal Neo aus, Helm auf, Startnummer um.

Bis heute weiß ich allerdings nicht, wie ich an meinen besonderen Platz in der Wechselzone gekommen bin. Die Plätze für die Fahrräder und das Material waren vom Veranstalter vorgegeben und nach Startnummern sortiert. Meine Startnummer selbst war schon erstaunlich: Nummer 2009 im Jahr 2009. Dass ich aber als Amateur einen Platz in der Reihe der Profis hatte, war doch arg verwunderlich. Und so hing mein Rad direkt neben dem des Altmeisters Jürgen Zäck[7], der dort in der Staffel startete.

Schon ein tolles Gefühl, auch wenn es auf den Wettkampf natürlich keinerlei Auswirkungen hatte. Und als ich nach dem Schwimmen zu meinem Platz kam, war das Rad von Herrn Zäck selbstredend schon längst weg. Ach ja, alle anderen Räder in meiner Startreihe waren ebenfalls schon weg. Fort, mit den Athleten obenauf. Aber wie gesagt, ich war anscheinend der einzige Amateur in dieser Reihe.

---

7   Jürgen Zäck war u.a. Zweiter beim Ironman Hawaii 1997 und hielt 14 Jahre lang den deutschen Rekord über die Langdistanz.

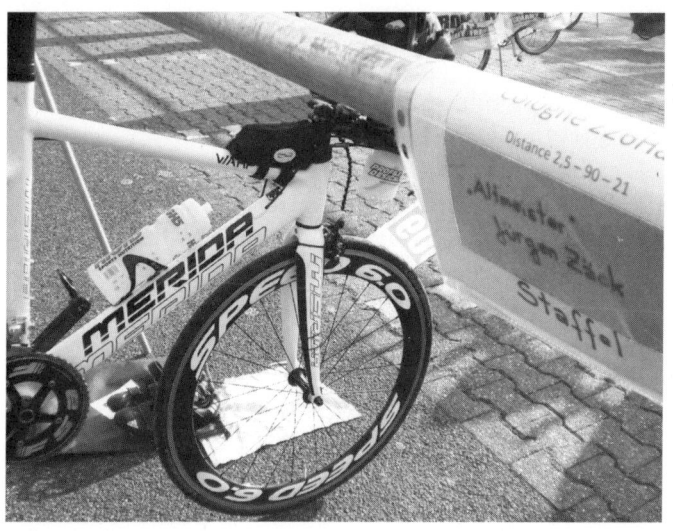

Mein Wechselbereich direkt neben dem des Triathlon-Altmeisters Jürgen Zäck.

Meine Paradedisziplin lief dann wie am Schnürchen. Mit meinem Einsteiger-Zeitfahrrad überholte ich etliche Athleten, wurde selbst aber nur selten von anderen überholt. Unglaublich, wie viele Fahrer ich hinter mir ließ, deren Räder ein Vielfaches von meinem gekostet haben. Material ist eben nicht alles.

In der Wechselzone zum Laufen angekommen, hatte ich eine Durchschnittsgeschwindigkeit von knapp über 34 km/h auf dem Tacho. Für mich ordentlich und wesentlich schneller als erwartet.

Dann hieß es Laufschuhe an und hinaus auf die Laufstrecke. Zu diesem Zeitpunkt hatte ich mein einziges kurzes Zwischentief. Plötzlich spielte mein Kopf irgendwie verrückt. Als würde das kleine Teufelchen immer sagen: „Hör auf zu laufen, du hast keine Lust mehr." Ich ließ mich aber nur kurz beunruhigen und bekam den Affen im Kopf schnell in den Griff. So ging es angefeuert von Frau und Freunden immer weiter.

Und wie hätte es an diesem Tag auch anders sein sollen, klappte selbst das Laufen nach Plan. Na gut, fast. Ungefähr bei Kilometer 15 überkam mich ein ungutes Gefühl in der Magengegend. Da wollte etwas heraus, und zwar dringend! Also schnell eins der Dixi-Klos am Streckenrand aufsuchen. Um Zeit zu sparen, streifte ich bereits im Laufen die obere Hälfte meines Einteilers ab. Leider verabschiedeten sich meine mitgeführten Power-Gels aus der Rückentasche in die Schüssel. Schade aber auch!

Nach dieser Erleichterung rannte ich sofort zurück auf die Laufstrecke. Als ich den Reißverschluss meines Einteilers wieder schließen wollte, bemerkte ich, dass meine Startnummer plötzlich innen war. Wie bitte? Wie war es möglich, dass mir der Einteiler unter dem Band durchgerutscht ist? Ich hatte allerdings keine Zeit, mir darüber Gedanken zu machen. Also Einteiler wieder runter, Startnummer raus, Einteiler wieder hoch. Hätte das ein Kampfrichter gesehen, er hätte mich womöglich aus dem Rennen genommen, denn das Reglement schreibt einen bekleideten Oberkörper vor.

Die letzten Kilometer taten weh, und ich konnte mein bisheriges Tempo nicht ganz halten, aber ich biss die Zähne zusammen. Im Ziel wurde ich dann von meiner Frau, von Freunden und den vielen anderen Anwesenden herzlich begrüßt. Ein tolles Gefühl war das. Ich glaube, so viele Glückshormone hat mein Körper noch nie auf einmal ausgeschüttet. Wahnsinn!

Als ich dann meine Zeit sah, gab das noch einmal einen extra Schub. Ich hatte alle meine Ziele und kühnsten Vorstellungen übertroffen. Ich hatte nicht nur das Ziel erreicht und war unter sechs Stunden geblieben – ich hatte es in sogar weit unter fünfeinhalb Stunden geschafft. 5:06 zeigte die Uhr an. Jabbadabbaduuuuu!

Vielleicht mag der ein oder andere Crack über diese Zeit schmunzeln. Aber es war wirklich ein super Ergebnis für mein erstes Triathlonjahr. Widerspruch ist zwecklos.

9 – Die Zeit danach und die erste Depression

Den Erfolg in Köln konnte ich endlich wieder einmal in vollen Zügen genießen, ohne ihn sofort abzuhaken und das nächste, höhere Ziel ins Visier zu nehmen.

Allerdings hatten die lange Zeit der intensiven Vorbereitung auf den Wettkampf und der Wettkampf selbst ihre Spuren hinterlassen. Ich war platt. Mein Körper brauchte dringend Erholung, Urlaub. Urlaub? Der Urlaub war ja schon vorbei! Die drei Wochen Sommerurlaub hatte ich zum Training genutzt. Für die Zeit nach dem Wettkampf standen mir gerade einmal zwei mickrige Urlaubstage zur Verfügung. Das war logischerweise viel zu wenig.

Mein Körper und Geist brauchten eine Auszeit, aber die bekamen sie nicht. Stattdessen begannen nach den zwei freien Tagen wieder die Arbeit und der ganz normale Alltagstrott. An Training war natürlich erst einmal nicht zu denken. Nach so einem Wettkampf war erst einmal Nichtstun angesagt. Einzig ein bisschen Joggen und lockeres Schwimmen waren möglich.

Doch schon nach zwei oder drei Wochen packte mich erneut der Ehrgeiz. Nein, an einen Ironman dachte ich zu dieser Zeit immer noch nicht. Das war mehr Traum als Wunsch. Und auf Grund meiner Erfahrungen der letzten Monate ahnte ich, dass die nötige Vorbereitung für so ein Mammut-Projekt die Grenzen meiner Möglichkeiten sprengen würde. Wo sollte ich die zusätzlichen fünf bis sechs Stunden Trainingszeit hernehmen? Bereits die Vorbereitung auf die halbe Distanz war in den letzten Wochen vor dem Wettkampf kaum noch zu stemmen gewesen.

So kam ich auf den Trichter, noch einmal einen Marathon zu laufen. Den mir wohlbekannten Essener RWE-Marathon. Warum nicht die tolle Form noch einmal ausnutzen und locker, flockig einen Marathon laufen? Zwei oder drei lange Trainingsläufe von 20 bis 30 Kilometern sollten reichen, um das zu schaffen. Und so startete ich am nächsten Sonntagmorgen zu einem dieser langen Läufe.

Allerdings zeigten mir Körper und Geist an diesem Tag eindeutig meine Grenzen auf. So ein Erlebnis hatte ich noch nie. Bereits nach knapp 13 Kilometern ging nichts mehr. Aus vollem Lauf blieb ich von einem Moment auf den anderen stehen. Ohne irgendwelche körperlichen Warnzeichen. Mein Kopf machte dicht! 13 Kilometer waren für mich normalerweise keine nennenswerte Distanz. Aber an diesem Tag war hier Schluss, Ende. Ich wollte weiterlaufen. Vielleicht zehn Meter, dann stand ich wieder. Nächster Versuch, maximal 100 Meter. Ende. Irgendetwas in mir verhinderte, dass ich weiter lief. Ich habe einmal gehört, dass der menschliche Körper eine Selbstschutzfunktion hat. Wenn er merkt, dass ihm zu sehr geschadet wird, macht er dicht, um Schlimmeres zu verhindern. Wie ein FI-Schalter im Stromkasten, der bei einer Überspannung herausspringt.

Das Ende vom Lied war, dass ich mich von meiner Frau mit dem Auto abholen lassen musste. Mir war klar, dass ich den angepeilten Marathon nicht laufen würde. Anscheinend hatte ich meine körperliche und mentale Leistungsfähigkeit überschritten und falsch eingeschätzt. Mein Akku war leer.

Was nun nach den Erfolgen und Glücksgefühlen folgte, war ein frustrierendes Tief. Zudem merkte ich, dass mir ein Ziel fehlte. Seit ich wieder sportlich aktiv war, hatte ich mir immer irgendwelche Ziele gesetzt. Und diese wurden jedes Mal größer und schwieriger zu erreichen. Doch mir war klar, dass ein noch größeres Ziel nicht mehr in Frage kam. Ich wollte meine Familie durch meinen Sport nicht noch stärker belasten. Gut, ich hätte etwas Kleineres ins Auge fassen können. Doch das schien mir keine lohnende Alternative zu sein.

Und so ging erst einmal die Zeit ins Land, ohne nennenswerte Ausschüttung von Glückshormonen, ohne ein Ziel, auf das ich mich konzentrieren konnte.

Beruflich lief zu dieser Zeit alles normal. Der Sport hatte auf meine Leistungsfähigkeit bei der Arbeit keine Auswirkungen gehabt, und es war nach wie vor mein Ziel, weiterzukommen und irgendwann einmal meine eigene Filiale zu leiten. Dieses Ziel war aber nicht sehr konkret und lag vorerst in weiter Ferne.

Nichtsdestotrotz gab ich weiter Gas, um im richtigen Moment da und erster Kandidat bei der Besetzung einer solchen Stelle zu sein. Seit ich die andere Filiale drei Monate vertretungsweise geleitet hatte, wusste ich mit Sicherheit, dass ich über kurz oder lang Filialleiter werden wollte.

Mein mentales Tief hielt jedoch weiter an. Mir fehlten definitiv die Glücksmomente der Vergangenheit und ein konkretes Ziel. Und die nötige Erholung. Denn obwohl ich wesentlich weniger trainierte als vor der Mitteldistanz, war es immer noch zu viel. Ganz schlimm wurde es dann im Spätherbst 2009. Allerdings wurde mir erst viel später klar, dass ich damals meine erste depressive Episode hatte.

Meine Frau war damals für zehn Tage in der Sportschule Münster, um ihre Trainer-B-Lizenz zu absolvieren. Ich kümmerte mich zu Hause um Kinder und Hund. Wie es nun einmal so ist, lernte meine Frau in dieser Zeit ein paar nette Leute kennen. Mit manchen hatte sie auch danach noch Kontakt, meist per eMail. Eine Freundschaft hält sogar heute noch an.

Ein Kontakt allerdings bereitete mir echte Probleme. Ein junger Kerl. Ich glaube, er ist 14 Jahre jünger als meine Frau. Er war an ihrem neuen Hobby, dem Bücherschreiben, interessiert, und so tauschten sie sich öfter per eMail aus.

Ich muss sagen, dass ich normalerweise kein eifersüchtiger Mensch bin und auch objektiv gesehen nichts gegen das Ganze sprach. Doch aus irgendeinem Grund hatte zu dieser Zeit mein Selbstwertgefühl gelitten, und dieser Kontakt bereitete mir arge Probleme. Am Anfang ging es noch, aber mit der Zeit wurde es schlimmer.

Immer, wenn ich seinen Namen im Posteingang sah, überkam mich ein Gefühl, das sich kaum beschreiben lässt, so wie es prinzipiell schwierig ist, depressiv verzerrte Gedanken in

Worte zu erfassen. Ich war ohne Grund ständig besorgt und machte einen riesigen Aufstand. Mittlerweile weiß ich, dass diese Gefühle auf Verlustängsten beruhten. Bis zum jetzigen Zeitpunkt weiß ich allerdings nicht, was sie ausgelöst hat.

Allmählich wurde es immer schlimmer. Ich brach unter Tränen zusammen, flehte meine Frau an, den Kontakt doch endlich abzubrechen. Meine Gedanken kreisten immer um dieselben Dinge. Eine fast unaufhörliche Gedankenspirale. Meine Frau ging natürlich von normaler Eifersucht aus, auch wenn das nicht wirklich zu mir passte.

Das Problem bei einer Depression ist, dass Empfinden und Gefühle nicht rational sind. Beides ist stark verzehrt. Man glaubt, im Recht zu sein, ist es objektiv aber nicht. Rückblickend weiß ich, dass ich falsch lag, aber wenn man in der Depression steckt, merkt man es selbst leider meist nicht oder erst zu spät.

Während dieser Phase – sie dauerte etwa drei bis vier Wochen lang – brach ich mehrmals heulend zusammen. Dass es eine Depression sein konnte, wusste ich zunächst nicht. Diese Krankheit kannte ich nur vom Hörensagen, und von dem, was wirklich dahintersteckte, hatte ich keine Ahnung. Ich dachte zwar einmal kurz daran, wegen meiner unnormalen Launen zum Arzt zu gehen, tat es dann aber doch nicht, weil ich mir sicher war, dass ich das schon allein schaffen würde. Schließlich bewältigte ich diese Phase tatsächlich auch ohne Hilfe. Allerdings mit einem riesigen mentalen Kraftaufwand.

Als im November 2009 der Tod von Robert Enke bekannt wurde, ahnte ich erstmals, dass diese Phase eine Depression gewesen war. Denn daraufhin wurde in den Medien zum ersten Mal ausgiebig über Depressionen berichtet.

Das Thema Burn-Out war hingegen schon oft in den Medien breitgetreten worden, beispielsweise im Zusammenhang mit dem Fußballspieler Sebastian Deißler, dem Skispringer Sven Hannawald und dem Fußballtrainer Ralf Rangnick.

Zwar werden Depression und Burn-Out-Syndrom oft in einen Topf geworfen, sind aber definitiv nicht das gleiche. Wobei eine Depression manchmal als Folge von Burn-Out auftritt.

Ein ganz wesentlicher Unterschied ist jedoch folgender: Depressionen enden in etwa 15 Prozent aller Fälle tödlich![8] Die Patienten sterben, wie zum Beispiel Robert Enke, durch Suizid.

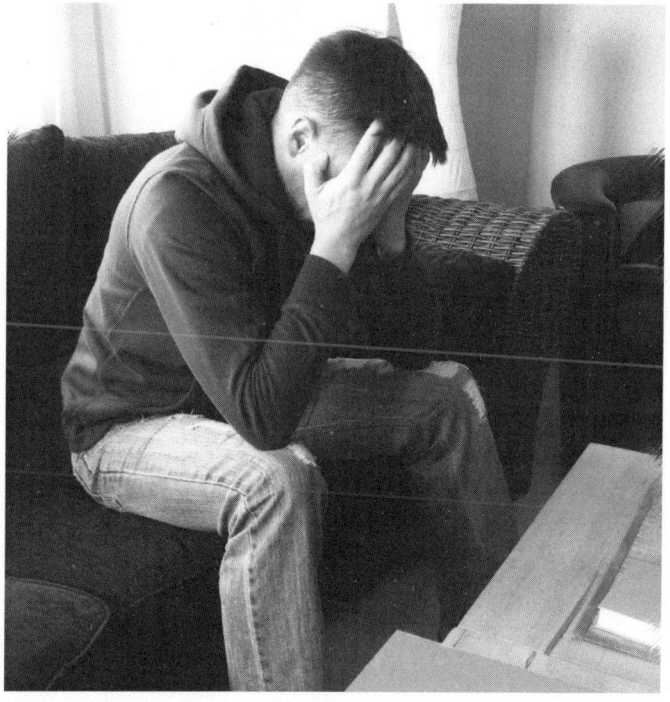

Meine erste depressive Phase dauerte etwa drei Wochen.

---

8   Gefunden unter anderem auf www.kompetenznetz-depression.de

10 – Doch noch höher und weiter

Wie ich nun also ahnte – und heute sicher weiß –, hatte ich soeben meine erste Depression überstanden, auch wenn die Phase, oder – medizinisch korrekt ausgedrückt – Episode, recht kurz war. Diese Vermutung behielt ich allerdings für mich. Schließlich war es ja ausgestanden.

Danach hielt wieder Normalität bei uns zu Hause Einzug. Allerdings hatte ich noch immer dieses Gefühl der Leere, weil mir ein neues Ziel fehlte. Ich hatte mich schon sehr an das Immerhöherhinaus-Leben gewöhnt. Aber was nun? Beruflich hatte ich zwar ein Ziel, dessen Erreichen aber nicht allein in meinen Händen lag.

Es war dann Anfang 2010, als meine Frau mich dazu ermutigte, meinen Traum in Angriff zu nehmen. Ja, richtig. Einen Ironman[9]!

Nach dem Wettkampf in Köln war ich mir eigentlich sicher gewesen, das nicht zu wollen. Zu groß wäre die Belastung für die Familie. Und woher sollte ich all die zusätzliche Trainingszeit nehmen? Meine Frau bemerkte aber offenbar die Leere, die mich sportlich umgab, und sie wusste von meinem Traum.

Zuerst sträubte ich mich auch weiterhin aus den bekannten Gründen, aber sie ließ nicht locker. „Komm Schatz, erfülle dir doch deinen Traum."

Nach Rücksprache und dem Okay meines ältesten Sohnes, willigte ich schließlich ein. Das Ziel: die Ironman-Distanz im Rahmen des bekannten Cologne Triathlon Weekends. Dieses Mal sollte ich nicht über die etwas mehr als 113 Kilometer starten, sondern über die vollen 226 Kilometer! Und so meldete ich mich für den Wettkampf an.

---

9   Ironman ist eine weltweit eingetragene Marke für Wettkämpfe über die Distanz von 3,8 km Schwimmen, 180 km Radfahren und 42,2 km Laufen. Bei Wettkämpfen außerhalb dieser Marke spricht man von der Ironman-Distanz oder Langdistanz.

Gleichzeitig schloss ich mich dem örtlichen Triathlonverein an. Dort ließen sich bestimmt Sparringspartner finden, mit denen ich die fünf- bis sechsstündigen Radausfahrten oder die langen Läufe in der Vorbereitung absolvieren konnte.

So ging ich dann etwa Anfang März 2010 zu meinem ersten, monatlich stattfindenden Stammtisch der Triathleten. Erwartet wurde ich allerdings nicht von einem Haufen durchtrainierter Modell-Athleten (bitte verzeiht mir), sondern einer witzigen Dame mittleren Alters, die sich gerade lautstark über Überraschungseier freute, die einer der Anwesenden ihr mitgebracht hatte. Ich habe anscheinend so verdutzt geschaut, dass sie diese Szene prompt in ihr nächstes Buch[10] aufnahm.

Die etwas überraschende Ironman-Anmeldung war nicht alles, und der nächste Hammer sollte bald folgen. Nachdem der Chef meiner Filialleiterin nur wenige Tage vorher auf einer Besprechung verkündet hatte, dass vorerst keine weiteren Filialen in Deutschland eröffnet werden sollten, kam plötzlich von ganz oben die Meldung: Ende des Jahres wird eine neue Filiale eröffnet.

Mein Herz schlug schneller. Wo sollte das sein? Hoffentlich nicht so weit weg, denn ein Umzug kam ja aus familiären Gründen nicht in Frage. Die Antwort war irgendwo zwischen Gut und Böse. Die neue Filiale sollte etwa 150 Kilometer von unserem Wohnort entfernt eröffnet werden, und die Jungs von google verrieten mir schnell, dass dies eine Stunde Fahrzeit mit dem Zug oder etwa eineinhalb Stunden mit dem Auto bedeuten würde.

Was sollte ich davon halten? War das meine große Chance? Jedenfalls aber war es auf absehbare Zeit die einzige Chance, um intern weiterzukommen. Noch bevor irgendjemand mich auf den Posten des neuen Filialleiters ansprach, läutete ich den Familienrat ein. Gemeinsam mit meiner Frau überlegte ich, ob

---

10 Verena Liebers „Abgetaucht – Anekdoten aus dem Triathlon"

es möglich sei und wie wir das Projekt stemmen könnten. So kamen wir zu dem Schluss, dass ich es auf jeden Fall versuchen sollte. Falls es nicht mit der Pendelei klappen würde, könnte ich mich ja immer noch extern in Wohnortsnähe bewerben.

Auch mit dem Ironman ließ sich der Stellenwechsel sehr gut vereinbaren. Der Wettkampf würde Anfang September stattfinden, die Filiale im Oktober eröffnet werden. Perfekt. So konnte ich noch fleißig trainieren, um dann in die neue Filiale zu wechseln. Doch würden mich die Obersten der Bank überhaupt für die Position des Filialleiters in Betracht ziehen?

Ja, das würden sie! Nur wenig später wurde ich nämlich zum Gespräch gebeten. Inhalt? Vertraulich. Doch ich ahnte natürlich, worüber gesprochen werden sollte. Und so war ich nicht nur der erste, sondern auch der einzige Kandidat, dem die Position angeboten wurde, denn ich sagte sofort zu. Mein zukünftiger Chef schien etwas verdutzt über meine prompte Zusage. Wie er mir sagte, hatte er eher damit gerechnet, dass ich das Angebot ausschlagen würde. Er wusste ja, dass ein Umzug für mich nicht in Frage kam, und sah daher kaum eine Chance, mich für die Stelle zu gewinnen.

So wurde ich dann immer mehr in die Planungen für die neue Filiale eingebunden. Entscheidungen waren zu treffen, Dinge zu organisieren, Personal sollte gefunden und eingestellt werden. Dass sich Letzteres sehr langwierig und frustrierend gestalten würde, war zu diesem Zeitpunkt nicht zu erahnen.

Besser hätte es nicht kommen können, gleich zwei Träume, die sich in kurzer Zeit erfüllen sollten: erst der Ironman-Triathlon, dann die Filialleitung.

Im März kam dann allerdings der erste Rückschlag. Leistenbruch! Operation! Mindestens zwei bis drei Wochen Pause. Und auch dann konnte ich erst langsam wieder ins Training einsteigen. Ich muss sagen, dass mich das schon sehr nervös gemacht hat. Sechs Monate hatte ich zwar noch Zeit, aber würde das mit dieser Zwangspause ausreichen? Es musste!

Natürlich war ich nach der Operation unvernünftig und habe viel früher als erlaubt wieder mit dem Training begonnen. Die Narben habe ich beim Schwimmen extra mit wasserfestem Pflaster überklebt. Laufen und Radfahren musste irgendwie gehen. Schmerzen? Egal. Einfach die Zähne zusammenbeißen.

Und so trainierte ich fleißig weiter, immer mein großes Ziel vor Augen. Freizeit? Fehlanzeige. Sämtliche verfügbare Zeit war für das Training verplant. Dazu noch die Arbeit. Schade, dass ein Tag nur 24 Stunden hat. 26 wären besser, oder sogar 28.

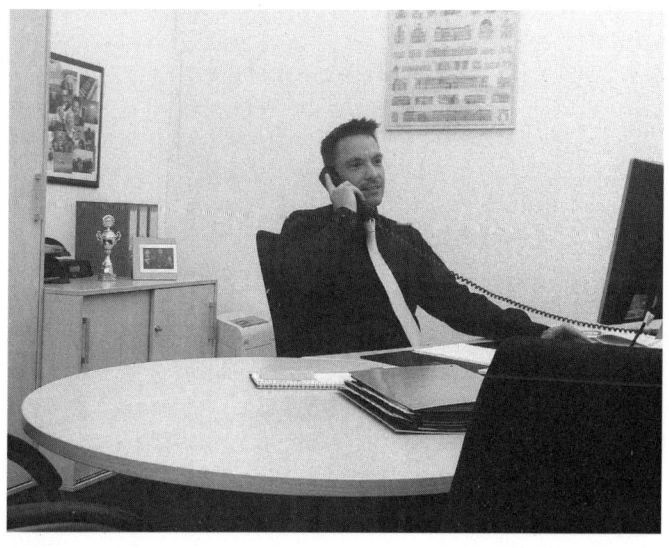

Mit Feuereifer im Arbeitseinsatz.

11 – Aus allen Träumen gerissen

Ende Juni stand der letzte wichtige Vorbereitungswettkampf auf dem Plan. Der Swim & Run in Köln. Die Veranstaltung besteht, wie der Name schon sagt, aus Schwimmen und Laufen. Also anders als beim Triathlon nur aus zwei Disziplinen.

Geschwommen wurde auch diesmal im Fühlinger See. So konnte ich mich noch einmal mit den Gegebenheiten vertraut machen und erstmals 4 Kilometer im Rahmen eines Wettkampfs schwimmen – etwa die gleiche Strecke, die ich auch bei der Ironman-Distanz schwimmend zurücklegen musste. Denn ich startete beim Swim & Run über 4 Kilometer Schwimmen und 21,1 Kilometer Laufen.

Der Wettkampf selbst verlief für mich sehr gemischt. Das Schwimmen klappte wunderbar. Nach einer Stunde und zehn Minuten kam ich aus dem Wasser, was für mich eine sehr gute Zeit war, die zudem über meinen Erwartungen lag. Beim Laufen plagten mich allerdings von Anfang an eine Reihe von Krämpfen, die mich nie in meinen normalen Laufrhythmus kommen ließen. Und so überholte mich ein Mitstreiter nach dem anderen. Das war im diesem Moment zwar frustrierend, aber nicht so wild. Schließlich war es ja nur ein Vorbereitungswettkampf. Dass die Krämpfe nur das kleinere Übel an diesem Wochenende waren, wusste ich zu diesem Zeitpunkt noch nicht.

Dann kam der Tag, der mein Leben verändern und meine Pläne völlig über den Haufen werfen sollte. Am Donnerstag nach dem Swim & Run war ich wieder mit dem Fahrrad von der Arbeit nach Hause unterwegs. Diesmal sollte es eine Runde von knapp 80 Kilometern Länge werden. Ein Route, die ich bisher noch nie gefahren war. Ich hatte sie mir online auf einer Karte zusammengestellt und auf meinen Fahrradcomputer mit integrierter GPS-Funktion geladen. Von der Arbeit fuhr ich Richtung Ruhr zum Essener Baldeneysee – dem See, an dem auch die beiden Marathonläufe stattgefunden hatten –, umrundete diesen und fuhr ruhraufwärts.

An einer Ampelkreuzung war ich mir unsicher über die weitere Richtung. Die Ampel war rot, sprang aber schnell wieder auf Grün. Die drei oder vier Autos vor mir fuhren los, ich langsam hinterher. Allerdings war ich dabei noch immer in mein GPS-Gerät vertieft, um auf dem viel zu kleinen Display zu erkennen, wo es nun lang ging. Zu allem Überfluss blendete auch noch die Sonne, so dass die Karte kaum zu erkennen war.

Als ich endlich wieder nach vorn blickte, der Schock! Die Ampel war schon wieder rot, und der Wagen vor mir stand still. War die Ampelschaltung denn so kurz? Mir blieb nichts anderes übrig, als eine Vollbremsung zu machen. Dumm, dass ich mittig hinter dem Wagen fuhr, denn so konnte ich nicht seitlich ausweichen.

In der Folge blockierte mein Vorderrad und das hintere hob ab. Ich fuhr zwar recht langsam, aber das Tempo reichte dennoch für einen Standing Stoppie, wie ein Mountainbike- bzw. Motorrad-Manöver bezeichnet wird, bei dem man durch Ziehen der Vorderradbremse nur auf dem Vorderrad stehen bleibt. Ich stand fast senkrecht in der Luft, als ich mit dem Kopf gegen das Heck des Kombis schlug, dann zur Seite kippte und ungebremst mit dem Becken auf den Asphalt aufschlug. Schmerzen. Schreien.

Als ich mich etwas gefangen hatte, standen bereits mehrere Personen um mich herum. Darunter auch der erschrockene Kombi-Fahrer, den nun wirklich keine Schuld traf. Es ist ja nicht strafbar, an einer roten Ampel zu halten. Ein Mann hatte sein Handy am Ohr, und ich bekam mit, wie er die Polizei und den Rettungsdienst alarmierte.

Ich versuchte, mich zu bewegen, aufzustehen. Negativ. Schon der Versuch, mich vom Rücken auf die Seite zu drehen, war so schmerzhaft, dass ich aufschreien musste. Dann versuchte ich wenigstens, meine Zehen zu bewegen, um das

Schlimmste auszuschließen. Ein Glück, sie bewegten sich. Aber was war passiert, was war an mir kaputt? Ein Wunder, dass mir mein Rad in diesem Moment egal war, meist denkt man doch zuerst an die materiellen Dinge.

Die erste Hilfe, die eintraf, war ein riesiger Leiterwagen der Feuerwehr. Wollten die mich aus der Heckklappe des Kombis schneiden? Quatsch! Kurze Zeit später kam dann der ersehnte Rettungswagen. Die beiden netten Herren untersuchten mich ausgiebig und stellten die üblichen Fragen. Tut es hier weh, oder dort?

Noch bevor ich unter Schmerzen auf die Krankentrage gehievt wurde, kramte ich das Handy aus meiner Rückentasche. Ich wollte meinen Schatz anrufen und ihr Bescheid geben, dass es später werden würde, und dass sie sich keine Sorgen machen sollte. Der Schuss ging jedoch gewaltig nach hinten los. Zwar hatte ich wirklich vor, sie nicht zu beunruhigen, aber irgendetwas habe ich wohl falsch gemacht. Ich sagte so etwas wie: „Unfall … liege auf Straße … kann Beine nicht bewegen … werde ins Krankenhaus gefahren … mach dir keine Sorgen …"

Das mit den Beinen hätte ich vielleicht weglassen sollen, oder? Auf jeden Fall war die Aufregung groß.

Ach übrigens, da war ja noch mein Fahrrad. Eine nette Polizistin fragte mich, ob jemand das Rad an Ort und Stelle abholen könnte oder ob sie es mit zur Wache nehmen sollten. Was war meine Reaktion? Ich fragte, ohne groß darüber nachzudenken, ob das Rad denn dort auch sicher wäre. Den Blick der Polizistin werde ich wohl nie vergessen. Viel dümmere Fragen werden ihr in ihrer Karriere wohl nicht mehr gestellt werden.

Eins war mir zu diesem Zeitpunkt jedenfalls schon klar, auch wenn ich es innerlich nicht akzeptieren wollte. Der Traum war aus. Mein Weg zum Ironman war hier und jetzt vorzeitig beendet.

12 – Der Anfang der Leidenszeit

Im Krankenhaus angekommen, wurde ich von den beiden wirklich netten Rettungssanitätern, die mich aufgelesen hatten, erst einmal in ein Untersuchungszimmer geschoben. Dann kam eine Schwester zu mir und fragte, ob ich etwas gegen die Schmerzen haben wolle, was ich männlich verneinte. Bis ich aber endlich an der Reihe war und ein kompetenter Arzt Zeit für mich hatte, verging eine halbe Ewigkeit. Selbst meine Frau kam – trotz Rushhour im Ruhrgebiet – vor dem Arzt bei mir an. Eine liebe Freundin hatte sie zum Krankenhaus nach Essen-Kupferdreh gefahren.

Doch die Freude über die Anwesenheit meiner Frau hielt nur kurz an. Das Ganze war für sie irgendwie zu viel. Vor lauter Aufregung kollabierte ihr Kreislauf. So kam sie dann auf eine Liege im Behandlungsraum neben meinem.

In der Zwischenzeit quälte mich die Ungewissheit, was nun mit mir sei. So ganz wollte ich meinen Traum von der Langdistanz nämlich noch immer nicht abhaken. Doch vorerst war an Bewegung nicht zu denken, und ich lag auf einer dieser aufblasbaren Tragen, auf denen man sich kaum bewegen kann. Zu meiner Sicherheit natürlich. Dabei stieg mein Blaseninnendruck allmählich weit in den roten Bereich. Da die Toilette für mich tabu war, half mir eine nette Schwester, Entschuldigung Pflegerin, mit einer Plastikflasche aus. Geschätzte zwei Liter später kam dann endlich der ersehnte Arzt.

Weil ich mich kaum bewegen konnte, brachte die erste, sehr oberflächliche Untersuchung kein Ergebnis. Also wurde ich zur Radiologie verfrachtet und unter heftigsten Schmerzen auf dieses CT-Dings umgebettet.

Diesmal war das Ergebnis ebenso eindeutig wie schockierend. Ich hatte mir einen der stabilsten Knochen des menschlichen Körpers gebrochen: den linken Beckenknochen, das Darmbein, die Darmbeinschaufel, wie immer man es nennen mag. Halt das Teil, das man auf Höhe der Gürtellinie seitlich sehr gut ertasten kann.

Das war aber nicht alles. Zudem hatte sich mein Iliosakralgelenk bei der Wucht des Aufpralls verzogen.

Liebe Mediziner, bitte seid gnädig mit meinen laienhaften Erklärungen. Das Gelenk ist die Verbindung zwischen dem Kreuzbein, also dem untersten Stück des Rückgrats, und der Hüfte. Es verbindet Wirbelsäule und Becken mit Hilfe ganz kurzer Bänder, wobei die einzelnen Teile fast starr sind. Dazwischen ist links und rechts jeweils eine kleine Fuge. Dieses Gefüge wurde durch die Wucht auseinander gedreht, gerissen, wie auch immer.

Also hatte der werte Herr Doktor keine guten Nachrichten für mich. Er brauchte eigentlich nichts zu sagen, denn der Blick auf die CT-Aufnahme war auch für mich Medizinlaien offensichtlich: Da war etwas ganz heftig kaputt.

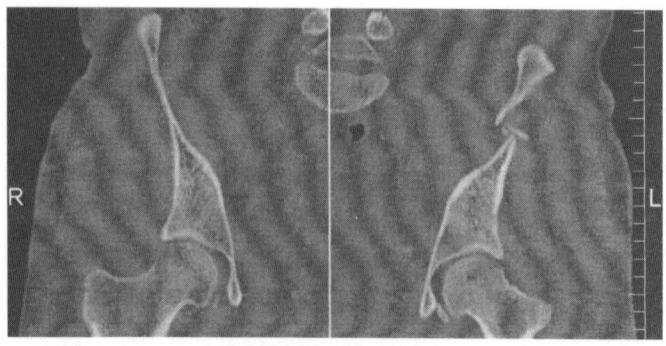

CT-Suchbild: Wo ist der Fehler?

Den Bruch des Beckens könne man konservativ – also ohne Operation – behandeln, meinte der Arzt, das Iliosakralgelenk müsse allerdings verschraubt werden, und bis das auskuriert sei, dürfte ich weder aufstehen noch die Stelle irgendwie belasten. Für die Operation sollte ich in die Uni-Klinik verlegt werden, weil rund um das Gelenk Nervenstränge verlaufen und es ein komplizierter Eingriff sei.

Das waren ja tolle Aussichten! Gerade noch voll im Saft, musste ich jetzt bis auf Weiteres im Bett bleiben. Ausgebremst, total. Mein Weg zum Ironman wurde durch den Unfall jäh gestoppt, das war jetzt so sicher wie das Amen in der Kirche.

Meine Frau indes war mittlerweile wieder auf den Beinen und sprach mich im Behandlungszimmer auf den offensichtlich geplatzten Traum an. Sie hatte den Satz noch nicht ausgesprochen, da hatte ich schon Pipi in den Augen und brachte kaum ein Wort über die Lippen. Als ich mich etwas gefangen hatte, bat ich sie nur, dieses Thema mir gegenüber vorerst nicht mehr zu erwähnen. Ich würde von mir aus auf sie zukommen, wenn mir danach wäre. So tief saß der Schmerz. An guten Trainingstagen hatte ich den Zieleinlauf schon bildlich im Kopf gesehen und ansatzweise die Glücksgefühle gespürt, wie ich sie beim Ironman erleben würde.

In diesem Moment konnte ich über meine Trauer darüber einfach nicht sprechen. Und ich sprach auch in den nächsten Monaten nicht mehr darüber.

13 – Und es kommt noch schlimmer

Am Abend rief meine Frau noch eine meiner Arbeitskollegin-
nen an, um ihr zu berichten, dass in der nächsten Zeit erst mal
nicht mehr mit mir gerechnet werden könne. Meine Chefin war
zu diesem Zeitpunkt im Urlaub. Aber die Kollegin, eine meiner
Liebsten in der Firma, glaubte ihr kein Wort. Doch warum?

Als ich nach Feierabend mit meinem Rad die Filiale verlassen hatte, hatte ich aus Jux gesagt, dass ich wohl am nächsten
Tag keine Lust auf die Arbeit hätte und mich vielleicht krank
melden würde. Solche Späße waren bei uns an der Tagesordnung. Normalerweise blieb es ja auch bei dem Spaß.

Meine Frau konnte sagen, was sie wollte, die Kollegin
glaubte ihr einfach nicht. Erst als der Ton ernster wurde, fiel
so langsam der Groschen.

Zwei bis drei Tage sollte es dauern, bis ich in die Uni-Klinik
verlegt werden konnte. In dieser Zeit freute ich mich über die
vielen Genesungswünsche meiner neuen Vereinskollegen. Das
tat mir wirklich sehr gut.

Aber als wären der Unfall und meine Verletzungen nicht
schon schlimm genug, bekam ich nach zwei Tagen in der
Klinik auch noch Darmprobleme. Durchfall. Und zwar der
von der flüssigsten und übelsten Sorte. Ich lag im Bett,
durfte nicht aufstehen und konnte mich sowieso nur unter
starken Schmerzen ein wenig bewegen, und jetzt das. Dazu
kamen dann noch heftige Bauchkrämpfe, die auch in den
nächsten Tagen nicht aufhörten. Vorsorglich wurde eine
Stuhlprobe genommen. Ich wurde allerdings verlegt, bevor
der Befund feststand.

Dann kam der Tag der Verlegung und gleich der nächste
Schock für mich. In der Aufnahme der Uni-Klinik erklärte
mir der Arzt, dass auch der Bruch operiert werden müsse.
Die Knochenstücke sollten wieder gerichtet und mit ein paar
Schrauben fixiert werden.

Aber der Hammer war die zweite Hiobsbotschaft. Im ersten Krankenhaus hieß es, dass mein Iliosakralgelenk nach der Fixierung wieder voll belastbar sei. Nun wurde mir mitgeteilt, dass ich das Bein auf der Seite des Bruches erst belasten dürfte, wenn die Schrauben wieder entfernt worden seien. In etwa sechs Monaten!

Ich konnte das alles nicht fassen. Der Gedanke, ein halbes Jahr nicht ohne Krücken gehen zu dürfen, zerriss mich. Ich heulte innerlich wie ein Schlosshund. Gerade noch voll in der Ironman-Vorbereitung, jeden Tag Training und Glückshormon-Ausschüttungen. Und jetzt? Frust. Trauer. Aber auch Angst vor dem, was kommen würde. Damit hatte sich auch das letzte Fünkchen Hoffnung verabschiedet, nach einer kurzen Trainingspause doch noch den Ironman in Angriff nehmen zu können.

Was das Ganze noch verschlimmerte, war, dass ich nicht sagen konnte „Dann versuche ich es halt ein Jahr später", denn ich wusste ganz genau, dass dies in den nächsten Jahren durch die zeitaufwendige Pendelei zur Arbeit nicht mehr möglich sein würde.

Und dann war da ja noch die Arbeit selbst. Die Vorbereitungen für die neue – meine – Filiale liefen auf Hochtouren, die ersten Einstellungsgespräche hatte ich auch schon geführt. Natürlich hatte ich Angst davor, was nun passieren würde. Wie lange falle ich aus? Wartet die Firma auf mich? Oder ist die Planung dadurch zu unsicher, und es wird doch ein anderer meinen Platz als Filialleiter einnehmen? Es reichte doch wirklich, dass der eine Traum wie eine Seifenblase zerplatzt war, bitte nicht noch der zweite!

Ach ja. Und die Operation stand an. Bis dahin war ich noch nicht oft operiert worden. Dreimal waren es Leistenbrüche, also eher kleine Eingriffe. Aber dann war da noch diese eine Operation. Als kleines Kind, ich war vielleicht drei oder vier Jahre alt, wurden mir die Polypen entfernt. Einfach schrecklich.

Dementsprechend hatte ich vor der jetzt anstehenden Operation richtigen Bammel. Zudem es ja auch noch hieß, dass der Eingriff nicht so einfach wäre.

Was mein Vertrauen nicht gerade stärkte, war die Tatsache, dass das Ergebnis meiner Stuhlprobe aus dem ersten Krankenhaus unauffindbar blieb. Also musste die Prozedur wiederholt werden. Wobei die Auswertung wieder ein paar Tage dauern würde.

Bis zur Operation hatte ich also weiterhin schlimmen Durchfall und Krämpfe in der Bauchgegend. Die Schmerzen waren mittlerweile so stark, dass die normalen, krampflösenden Mittel schon nicht mehr halfen. Allein eine Ladung Novalgin per Tropf sorgte für etwas Linderung.

Dass es mir zu diesem Zeitpunkt schlecht ging, ist noch untertrieben. Die schlechten Nachrichten, die Schmerzen und der Umstand, dass ich nicht wusste, was noch alles auf mich zukommen würde, machten mich fertig. Ich fühlte mich am Ende meiner Belastbarkeit.

Was die Lage weiter verschlimmerte, war die Tatsache, dass mein Schatz, die Frau die ich liebte, die mir Trost spenden und mich aufbauen konnte, nicht bei mir war, denn sie wurde ebenfalls durch eine Magen-Darmgeschichte niedergestreckt. Ihr ging es so schlecht, dass sie mich mehr als eine Woche lang nicht im Krankenhaus besuchen konnte. Dabei hätte ich sie dringend gebraucht. Aber das Schicksal hatte es zu diesem Zeitpunkt nicht gut mit mir gemeint.

Mehr als drei Jahre voller Hochgefühle lagen hinter mir. In allen Belangen – die kurze depressive Phase einmal ausgeklammert. Doch diese verdammte kurze Unaufmerksamkeit hatte mich völlig aus dem Leben gerissen. Ich weiß nicht, wie oft ich den Moment des Unfalls noch wie im Film an mir vorbeiziehen sah, aber es war oft, sehr oft. Zudem konnte ich niemandem die Schuld dafür in die Schuhe schieben. Ich war schuld, ganz allein ich.

14 – Endlich eine gute Nachricht

Wenigstens die Operation selbst verlief problemlos – auch wenn ich das erst nach zwei oder drei Tagen erfuhr, denn so lange ließ sich einfach kein Arzt bei mir blicken. Selbst nach mehrmaligen Fragen und Bitten nicht. Dabei nagte vor allem die Ungewissheit an mir. Irgendwann kam dann endlich einer der Götter in Weiß, sagte aber nur kurz, dass alles zur Kontrolle geröntgt werden müsse.

Das Röntgen selber ist, wie wohl allen bekannt, absolut schmerzfrei. Nun ja, die Strahlen spürt man in der Tat nicht. Aber das Umbetten auf den Röntgentisch war die Hölle und grausam schmerzhaft. Klar, es musste sein. Und einmal kann man das ja auch ertragen.

Ich weiß nicht, was ich verbrochen hatte, denn das Schicksal meinte es wieder nicht gut mit mir. Die Aufnahmen waren doch tatsächlich nichts geworden! Das hieß: noch einmal zum Röntgen, noch einmal Umbetten und noch einmal die Schmerzen. Ich musste heulen, als ich die Nachricht bekam. Ich konnte nicht mehr, ich war fix und fertig. Als hätten die Schmerzen, die ich ohnehin schon hatte, nicht ausgereicht! Und außerdem war da noch dieses Monster in meinem Bauch, das weiterhin für Durchfall und Krämpfe sorgte.

Erst ein paar Tage nach der Operation kam endlich das Laborergebnis. Ich hatte mir einen Campylobacter eingefangen – eines der fiesesten Darm-Bakterien, die so im Umlauf sind. Die Folge: Antibiotika und … tataaa … Quarantäne. Und das bei fast 40 Grad im Schatten und einem Zimmer ohne Klimaanlage. Der ein oder andere kann sich bestimmt noch an den heißen Sommer während der Fußball-Weltmeisterschaft in Südafrika erinnern. Genau zu dieser Zeit lag ich im Krankenhaus.

Vorher hatten mein Zimmernachbar und ich immer die Tür offen stehen, damit der Durchzug uns ein bisschen Erleichterung brachte. Mein Zimmernachbar wurde jetzt allerdings ausquartiert, und die Tür musste verschlossen bleiben. Mein Besuch und das Personal durften das Zimmer nur mit Kittel, Latex-Handschuhen, Mundschutz und Haube betreten. Die haben geschwitzt!

Ach ja, habe ich schon erwähnt, dass das Schicksal es nicht gut mit mir meinte? Gegen das verabreichte Antibiotikum war ich nämlich allergisch. Die Folge: am ganzen Körper rote, juckende Pocken und Pusteln. Es war, als hätte ich irgendeine Seuche in mir. Konnte nicht einmal etwas normal verlaufen? Musste ich immer, wie man so schön sagt, in die Scheiße greifen? Anscheinend war das der Fall.

Wenigstens waren die zweiten Röntgenaufnahmen etwas geworden, und einer der Ärzte schickte sich an, mir die Ergebnisse mitzuteilen. Ein sportlicher, durchtrainierter Kerl. Und er hatte zur Abwechslung einmal relativ gute Nachrichten für mich. Der Bruch konnte mit zwei Schrauben gut fixiert werden, und die Schrauben, so der Doc, müssten nicht einmal entfernt werden. Eine weitere Operation bliebe mir also erspart.

Und das Iliosakralgelenk? Daran war doch nichts gemacht worden. Eine Verschraubung, und in der Folge sechs Monate Krücken, hatten die Ärzte letztlich doch nicht für nötig gehalten. Ich sollte stattdessen sofort damit anfangen, aufzustehen und mich zu belasten. Natürlich behutsam und mit aller Vorsicht. Wenn ich halbwegs mit Krücken laufen könnte – das hieß, eine Treppe hoch und wieder herunter laufen –, sollte ich entlassen werden.

Das waren doch endlich einmal gute Nachrichten. Dazu kam, dass mein fieses Bakterium immer weniger Probleme machte, seit ich ein anderes Antibiotikum nahm. Auch die Pusteln gingen wieder weg. Allerdings hatte das Darm-Viech mich zu diesem Zeitpunkt bereits knapp acht Kilo Körpergewicht gekostet. Jetzt zeigte die Waage das an, was ich immer wiegen wollte, aber im Spiegel sah ich, dass es eindeutig zu wenig war. Nur Haut und Knochen waren zu sehen.

Doch von jetzt an sollte es wieder ein wenig bergauf gehen. Jeden Tag gab ich mein Bestes und versuchte, auf die Beine zu kommen, um ein paar Schritte auf Krücken zurückzulegen. Aus den Schritten wurden Meter, und ich kam immer weiter – wenn auch immer noch unter teils starken Schmerzen.

Nach etwa einer Woche stand der Abschlusstest an: Ich sollte im Treppenhaus eine Treppe hoch und wieder heruntergehen. Endlich wieder einmal eine „sportliche Herausforderung"! Unter den wachsamen Augen der Pflegerin schaffte ich diesen Wettkampf fehlerfrei und mit Bravour, obwohl ich ihn unter erschwerten Bedingungen absolvieren musste. Denn auf Grund meines bakteriellen Infekts durfte ich das Zimmer nur in voller Schutzmontur verlassen.

Kaum zu glauben, aber das Treppengehen war offenbar das einzige Kriterium, um entlassen zu werden. Und so hieß es, meine Frau anrufen und Tasche packen.

Richtig laufen lernen sollte ich erst wieder zu Hause. Für die erste Zeit waren zwar noch die Krücken angesagt, aber ich sollte versuchen, das Bein, besser gesagt das Iliosakralgelenk, allmählich immer mehr zu belasten. Und so konnte ich nach knapp zwei Wochen Hochsommer und Fußball-Weltmeisterschaft im Krankenhaus endlich nach Hause.

15 – Zu Hause. Und nun?

Zu Hause angekommen, war erst einmal mein Bett mein bester Freund. Herumlaufen war immer noch schwierig und ohne die Gehhilfen nicht möglich. Manchmal nutzte ich das immer noch schöne Wetter und schleppte mich auf die Terrasse nach draußen, wo ich mich dann von meiner Liebsten bedienen ließ. Eigentlich ließ ich mich überall von ihr bedienen. Aber was sollte ich auch tun? Ich war einfach auf ihre Unterstützung angewiesen.

Die Zeit verbrachte ich, wie man es in so einer Situation wohl typischerweise macht: lesen, fernsehen, DVDs ansehen. Zwischendurch kam dann noch netter Besuch, um zu schauen, wie es mir ging. Zudem aß ich täglich mindestens vier bis fünf Portionen Eis. Ich weiß nicht weshalb, aber ich hatte ein schier unersättliches Verlangen nach Eiscreme.

Apropos Besuch. Auf Grund meines kleinen Freundes namens Campylobacter bekam ich auch noch Besuch von einer Dame des Gesundheitsamtes. Bei dieser Art von Bakterium musste das Krankenhaus den Fall nämlich bei den zuständigen Ämtern melden. Die Dame erklärte mir auch, wie dieses kleine Ungeheuer übertragen wird: zum Beispiel über nicht durchgegartes Hühnerfleisch oder Vogelkot.

Dementsprechend kam bei mir nur eine Ursache in Frage: das Wasser des Fühlinger Sees, in dem ich beim Swim & Run geschwommen war. Die Voraussetzungen für Campylobacter & Co. waren perfekt: ein stehendes Gewässer mit vielen Wasservögeln, die dort ihren Kot hinterlassen, dazu das warme Wetter. Und aufgrund meines – sagen wir mal einfachen – Schwimmstils hatte ich an jenem Tag eine Menge Wasser geschluckt. Zudem konnte ich die anderen Möglichkeiten der Übertragung so gut wie ausschließen.

So hatte mir dieser Wettkampf nicht nur sehr schmerzhafte Krämpfe beim Laufen beschert, sondern noch eines der fiesesten Darmbakterien. Und das alles für nur 26 Euro Startgebühr. Klasse!

An Sport war in dieser Zeit natürlich nicht zu denken. Meinen Traum vom Ironman hatte ich abgeschrieben, den Verlust aber noch nicht verarbeitet. Zu tief saß der Schmerz. Was meinen Job betraf, sah es anders aus. Oft telefonierte ich ausgiebig mit meinem Chef, um Dinge bezüglich der neuen Filiale zu besprechen. Ein wichtiges Thema war dabei das Personal.

Bereits vor dem Unfall hatte ich mehrere Bewerbungsgespräche geführt. Mit einem aussichtsreichen Kandidaten übernahm mein Chef das nötige Zweitgespräch, und es klappte mit der Einstellung. Das war mal eine gute Nachricht. Aber noch waren zwei Stellen offen, und die Zeit wurde immer knapper. Mittlerweile war die zweite Juli-Hälfte angebrochen, und am 1. Oktober sollte schließlich die Filiale eröffnet werden.

Wenigstens hatte mich die Firma aufgrund meines längeren Ausfalls nicht abgeschrieben. Ich wurde weiterhin voll in die Planung einbezogen. Und so hatte ich auch wieder ein greifbares Ziel. Ich wollte so schnell wie möglich fit werden, um mich wieder voll und aktiv in die Arbeit stürzen zu können.

Vorher waren allerdings noch MT und KG angesagt: manuelle Therapie und Krankengymnastik. Das sollte helfen, schneller wieder auf die Beine zu kommen. Einmal in der Woche wurde mein Narbengewebe durchgeknetet, um es wieder geschmeidiger zu machen. Außerdem wurden Schmerzpunkte und mein Iliosakralgelenk bearbeitet.

Einzig der Wundschmerz verging relativ schnell, nicht so die Schmerzen im Kreuz. Das Iliosakralgelenk machte noch massiv Probleme. Und als hätte es nicht schon genug weh getan, blockierte das Gelenk immer wieder, was die Schmerzen vervielfachte. Auch die sechs Wochen Behandlung durch den Physiotherapeuten brachten keine Besserung.

Sechs Wochen ist ein gutes Stichwort. Nur sechs Wochen vergingen, bis ich wieder in meinen Anzug schlüpfte und mir eine Krawatte umband, um endlich wieder zu arbeiten. Gegen den Rat meiner Ärztin. Sie hätte mich lieber noch die gleiche Zeit zu Hause und in einer Reha gesehen. Aber mein Ehrgeiz war zu groß. Ich wollte unbedingt wieder arbeiten, es war einfach noch zu viel für die Filialeröffnung zu erledigen.

Und so quälte ich mich jeden Tag zur Arbeit. Gehen konnte ich zwar, aber nur unter Schmerzen. Ein weiteres Problem war, dass die Operationsnarbe genau auf der Gürtellinie lag. So wurde diese immer schön zwischen dem Hosenbund und dem operierten Beckenknochen gedrückt und gereizt.

Aber nicht nur der Tag war für mich eine Quälerei, sondern auch die Nacht. Jedes Mal, wenn ich mich umdrehte und ein bisschen zu viel bewegte, wachte ich auf. Man kann sich das so vorstellen, als hätte man ständig Kopfschmerzen. Mal leicht, meistens stark und immer wieder heftige Migräneattacken. Und das pausenlos, rund um die Uhr.

Bei allem Einsatz auf der Arbeit, die mich ein wenig ablenkte, litt meine Stimmung sehr. Ich bemerkte gar nicht, wie ich in den nächsten Wochen immer reizbarer wurde. Selbst bei Kleinigkeiten rastete ich aus. Und wer bekam es ab? Die Familie.

Frau und Kinder konnten nichts dazu, bekamen aber immer die volle Breitseite ab. Mir selbst war das in keiner Weise bewusst. Für mich war, abgesehen von den Schmerzen, alles in Ordnung, und ich fühlte mich stets im Recht. Was die anderen nur immer hatten? Warum ärgerten die mich so? Dass es der schleichende Beginn einer Depression war, konnte zu diesem Zeitpunkt keiner wissen.

Allerdings kamen schon viele Dinge zusammen, die eine Depression auslösen können. Da war der Verlust der Glücksgefühle durch den Sport, der geplatzte Traum. Dann die ganzen Hiobsbotschaften nach dem Unfall. Es war eine Zeit des Leidens und der schlechten Nachrichten. Ich wurde von einem Moment auf den anderen aus allem rausgerissen, was mir etwas bedeutete. Dann die Wochen und Monate voller körperlicher Schmerzen. Eine zweite Physiotherapie brachte zwar endlich etwas Linderung, aber weg waren die Schmerzen nicht. Phasenweise waren sie immer noch sehr stark. Dazu kam noch erschwerend, dass ich durch die ganzen Wettkampfvorbereitungen schon seit zwei Jahren keinen richtigen Urlaub mehr gemacht hatte. Seit 2009 wurden die Urlaube ja, wie bereits geschrieben, als Trainingslager zweckentfremdet. Also null Erholung und richtige Regeneration.

Diese lange Zeit, die ich mittlerweile mit den Schmerzen lebte, verursachte in mir ein Gefühl der Hoffnungslosigkeit. Ich wusste einfach nicht mehr, was ich dagegen machen konnte. Und so dachte ich im Herbst 2010 zum ersten Mal an Selbstmord.

Der ein oder andere mag sich über so einen extremen Gedanken wundern. Auch ich war einer der vielen, die zuerst mit Unverständnis reagierten, als der Tod von Robert Enke publik wurde. Wie kann ein Mensch, der doch offensichtlich alles hat, was man sich wünscht – Familie, Geld, Erfolg – sich einfach so das Leben nehmen? Hierbei wird die Krankheit Depression meiner Meinung nach völlig unterschätzt. Jetzt, wo ich diese Zeilen schreibe und die Erfahrungen der letzten Monate habe, kann ich das, was Robert Enke getan hat, sehr wohl nachvollziehen. Bei mir war es zwar erst der schleichende Beginn meiner Erkrankung, aber dieser erste Suizid-Gedanke hätte für mich das erste Alarmsignal sein sollen[11].

So ackerte ich unter Schmerzen weiter und ließ meine – für eine Depression typische – Reizbarkeit und meine Launen an der Familie aus. Hierbei wird auch von verzerrten Gedanken gesprochen. Der Depressive denkt, er wäre absolut im Recht und pocht auch darauf. Die Gedanken spiegeln aber nicht die Wahrheit wider. Wenn überhaupt, merkt man erst im Nachhinein, dass man Unrecht hatte. Mittlerweile tut mir das natürlich Leid, aber zum damaligen Zeitpunkt konnte ich nicht anders.

---

11 Bei solchen Gedanken ist unbedingt und unverzüglich ein Arzt aufzusuchen!

16 – Die schleichende Depression

Und so verging die Zeit. Die Eröffnung der neuen Filiale erforderte meinerseits großen Aufwand, verlief aber problemlos. Einzig die Personalsuche bereitete mir weiterhin große Sorgen. Wir hatten Ende 2010 zwar die Soll-Besetzung von vier Mitarbeitern beisammen, allerdings war eine Mitarbeiterin nur für drei Monate aus einer anderen Filiale zu uns gekommen. All meine Abwerbungsversuche blieben erfolglos.

Dann kam ein anderer meiner drei Mitarbeiter eines Morgens zu mir und teilte mir mit, dass er kündigen würde. Er hätte einen Job gefunden, der seiner Ausbildung und Neigung eher entspräche. Zudem sei er wesentlich besser bezahlt.

Nun waren also sogar zwei Stellen vakant! Die ganze Personalsuche ging somit von vorne los und wurde immer problematischer. Eigentlich bestand sie nur noch aus Reinfällen, Enttäuschungen und Frustration. Ich führte Dutzende Bewerbungsgespräche, und wenn ich mich recht erinnere, haben wir vier Bewerbern ein Einstellungsangebot unterbreitet und einen Arbeitsvertrag zugesandt. Drei davon teilten uns wenig später mit, dass sie das Angebot doch nicht annehmen wollten, doch der vierte schickte zu meiner Freude den unterschriebenen Vertrag zurück. Volltreffer. So dachte ich.

Die Ernüchterung kam nur etwa eine Woche, bevor der nette Herr bei mir anfangen sollte. Eine Dame aus der Personalabteilung rief mich an und sagte, dass der Herr gegen eine Vertragsstrafe auf seinen Wunsch hin aus dem Arbeitsvertrag entlassen worden war.

Das konnte doch alles nicht wahr sein! Hatte ich etwa die Personalsuch-Seuche? Nach jedem Hochgefühl, wenn ich endlich einen Mitarbeiter gefunden hatte, folgte die pure Ernüchterung und Frustration. Mir fiel es immer schwerer, mich aus diesen Tiefs wieder zu berappeln.

Wegen der schlechten Personalsituation war es bei uns stets unruhig und stressig. Wochenweise halfen Mitarbeiter aus anderen Filialen aus – aber eben nur wochenweise. Ohne sie wäre die Arbeit nicht zu schaffen gewesen. Zwar liefen die Geschäfte trotzdem blendend, und die Zahlen unserer Filiale waren topp, aber das hatte seinen Preis: viel Arbeit, wenig Freizeit.

So langsam bemerkte ich zudem, dass die Pendelei mit dem Zug doch nicht so einfach war, wie zuerst angenommen. Daran, dass ein Zug auch mal Verspätung hat, ausfällt oder andere Probleme auftreten, hatte ich nicht gedacht. Und irgendetwas passierte fast jeden Tag. Signalstörung, Personen in Gleisbereich, Notarzteinsatz im Zug, Polizeiermittlungen am Zug, ein Kran, der auf die Gleise gestürzt war, Streckensperrungen und und und.

So fuhr ich in den Wintermonaten im Dunkeln zur Arbeit und kam erst spät im Dunkeln wieder nach Hause. In den letzten Monaten hatte ich auch mehrmals versucht, wieder mit dem Sport anzufangen. Allerdings währte das immer nur kurz, weil mich die bekannten Probleme mit dem Rücken oder Knieprobleme und andere Dinge stoppten.

Der Sport, der jahrelang ein Garant für Erfolg und Glücksgefühle gewesen war, bescherte mir nun genau das Gegenteil: eine Enttäuschung nach der anderen und tiefen Frust.

Trotzdem wollte ich bereits Ende Mai 2011 an unserer Vereinsmeisterschaft teilnehmen. Das hatte ich mir fest vorgenommen. Außerdem hatte ich mich mit einem Sportkollegen und dessen Freund zu einem Radtrainingslager im italienischen Ligurien verabredet. In den Bergen und an der Küste dort wollten wir uns die Grundlagenausdauer für das Jahr holen.

Die Lage zu Hause war unverändert. Ich belastete die Beziehung zu meiner Frau zunehmend mit meiner immer stärker werdenden Reizbarkeit. Doch ich selbst bemerkte das nach wie vor nicht. Für mich war immer noch alles ganz normal. Selbstverständlich waren immer die anderen schuld.

Und so merkte ich auch nicht, dass Anfang 2011 unsere Beziehung ganz gewaltig ins Wanken geriet, obwohl es genug Warnsignale gab. Dass ich zu diesem Zeitpunkt bereits an einer Depression erkrankt war, ahnte niemand. Nicht einmal ich selbst. Was eigentlich verwunderlich ist, da ich mir 2009 nach dem Tod Robert Enkes meiner ersten depressiven Phase ja halbwegs bewusst gewesen war.

Mehrmals gerieten meine Frau und ich heftig aneinander, weil ich aus Lappalien ein riesiges Problem machte und mich furchtbar aufregte. Ich fühlte mich ständig falsch verstanden und vom Verhalten meiner Frau verletzt. Ja, ich wurde teilweise auch sehr laut. Sätze wie „Wenn du nicht aufhörst, ziehe ich mit den Kindern zu meiner Mutter" tat ich als leere Drohung ab und ignorierte sie.

Im Frühjahr kamen meiner Frau immer konkretere Trennungsgedanken. Das Einzige, was ich ihr in dieser Zeit vorwerfen könnte, ist, dass sie nicht versucht hat, in einem ruhigen Moment mit mir darüber zu sprechen. Aber das tue ich nicht, auch wenn es dann vielleicht nicht so weit gekommen wäre, wie es gekommen ist – denn alles, was bisher geschehen war, sollte sich lediglich als Vorgeplänkel herausstellen. Denn jetzt, es war Ende April, ging es erst richtig los mit meiner Depression.

17 – Jetzt geht es richtig los

Eine Depression kann schleichend, rasch oder plötzlich auftreten. Bisher war es bei mir so, dass sie sich langsam aber sicher immer mehr verstärkt hatte. Doch Ende April 2011 endete dieser schleichende Prozess. Jetzt kam es Knall auf Fall.

Bereits seit geraumer Zeit, es mögen Wochen, eher aber Monate gewesen sein, wurde ich mit der Häufigkeit unserer sexuellen Aktivitäten immer unzufriedener. Nicht, dass bei uns gar nichts mehr lief, aber es wurde immer weniger. Und meine Unzufriedenheit hatte ich, wenn ich zu abendlicher Stunde von meiner Frau wieder einmal abgewiesen wurde, auch das ein oder andere Mal geäußert.

Inzwischen, Ende April, wurde ich fast täglich abgewiesen. Eine Erklärung konnte oder – wie ich jetzt weiß – wollte meine Frau mir nicht geben. Ich hörte immer die gleichen Dinge, wie „an dir liegt es nicht, ich habe nunmal kein Verlangen danach." Dass es sehr wohl an mir lag, erfuhr ich erst viel später.

Und so wurde ich durch die Abweisungen meiner Frau immer frustrierter. Meine Erwartungen bezüglich eines Stelldicheins wurden fast täglich enttäuscht. Deshalb kreisten immer mehr Gedanken durch meinen Kopf. Wie ich jetzt weiß, ist das typisch bei einer Depression.

Ich malte mir dabei die schlimmsten Szenarien aus. Hat sie einen anderen Mann? Liebt sie mich nicht mehr? Hat sie kein Interesse mehr an Männern? Und so weiter und so fort. Ich glaube, es gab keine Möglichkeit, die ich nicht immer und immer wieder in Betracht zog.

Eines Abends kam dann der große Knall. Bereits Tage zuvor hatte ich meine Frau angebettelt, mir doch endlich zu sagen, was los sei und woran es liege. Nun brach ich völlig zusammen. Unter Tränen flehte ich um eine Erklärung. Ich hielt die Gedanken in meinem Kopf nicht länger aus. Plötzlich hatte ich eine unendliche Angst, meine Frau, die ich liebte, zu verlieren. Sie war immer schon meine absolute Traumfrau gewesen. Der Gedanke, sie womöglich zu verlieren, zerriss mich innerlich.

Die erwartete Erklärung bekam ich allerdings nicht. Meine Frau wusste natürlich, warum sie keine Lust auf Intimität mit mir hatte, traute sich aber noch nicht, es mir zu sagen.

Auch die nächsten Tage waren schlimm für mich. Ich weinte immer wieder, und meine Worst-Case-Gedanken gingen mir nicht aus dem Kopf. Immer, wenn ich an nichts Konkretes dachte, waren sie da; den ganzen Tag und auch in der Nacht, in der ich immer öfter aufwachte und nicht wieder einschlafen konnte.

Normalerweise klärten meine Frau und ich Meinungsverschiedenheiten, Streit oder Probleme immer sofort, um sie nicht mit in den nächsten Tag zu nehmen. Das hatte bisher auch sehr gut funktioniert, so wie unsere ganze Ehe in fast 14 Jahren sehr positiv verlaufen war.

Diesmal aber war es anders. Dieses Problem dauerte jetzt schon mehrere Tage an, ohne dass es mir gelang, mich zu beruhigen. Sobald ich von der Arbeit nach Hause kam, spätestens aber abends im Bett, heulte ich von Neuem los. Das Thema wurde (von mir) regelrecht totdiskutiert.

Was dann das Ganze verschlimmerte, war die Tatsache, dass am nächsten Tag die Abreise zu unserem Rad-Trainingslager nach Italien anstand. Eine Klärung war davor nicht mehr möglich. Die Lage zu Hause war einfach zu prekär und nicht so schnell zu lösen. So fuhr ich dann fix und fertig mit diesem für mich riesigen Problem von zu Hause weg. Und ich bin mir absolut sicher, dass meine Frau froh war, dass sie endlich ihre Ruhe hatte.

In den drei Tagen bevor ich nach Italien fuhr, kamen plötzlich und ohne Vorwarnung starke Ängste in mir hoch. Und zwar so schlimm, wie ich Ängste bisher in keiner Weise gekannt hatte. Es waren Verlustängste. Diese verstärkten die anderen

Symptome meiner Depression innerhalb kürzester Zeit um ein Vielfaches. Wie beispielsweise das Gedankenkreisen und die innere Unruhe. Es war, als hätte vorher ein kleines Feuer (Depression) gebrannt und nun nahm jemand einen Kanister Benzin (Ängste) und schüttete ihn in das Feuer. Genau so kann man sich das vorstellen!

So kam also der Tag der Abreise nach Ligurien. Ich hatte dabei die Hoffnung, dass mich die ganze Radelei dort von meinen Sorgen und Problemen ein wenig ablenken würde. Für meine Frau sollte meine Abwesenheit etwas anderes sein. Sie wollte diese Zeit, in der sie endlich einmal allein zu Hause war, nutzen, um herauszufinden, ob sie mich vermissen würde und im Umkehrschluss, ob sie noch Gefühle für mich hätte. Soweit war es in den letzten Monaten gekommen!

Die knapp eineinhalb Wochen in Ligurien waren für mich zum größten Teil die Hölle. Ich konnte die Trennung von meiner Frau mit all den ungelösten Problemen einfach nicht verkraften. Mir gelang es nicht, auch nur einen Tag keine SMS zu schicken oder sie nicht anzurufen. Eher tat ich es mehrmals am Tag.

Spätestens jetzt steckte ich ganz tief in einer richtig dicken Depression. Ich konnte nur noch an meine Frau denken, an meine Befürchtungen, meine Ängste. Zudem war mir absolut der Appetit vergangen. Morgens aß ich vielleicht ein Brötchen, tagsüber, wenn wir mit dem Rad bis zu acht Stunden unterwegs waren, gab es ein oder zwei Energieriegel und ein paar Cappuccinos. Abends schaffte ich gerade so einen halben Teller Nudeln, bevor ich dann regelmäßig als Erster im Bett war. Wenn ich schlief, konnte ich wenigstens nicht an all die Dinge denken, die mir ansonsten den ganzen langen Tag durch den Kopf gingen.

Durch die Kombination aus viel Sport und wenig Essen verlor ich natürlich wieder Gewicht, und zwar genauso schnell wie nach meiner Campylobacter-Infektion und der Operation: acht Kilo innerhalb von zwei Wochen. Klar, dass das an die Substanz ging.

Nach ein paar Tagen in Italien hatte ich daher auch prompt wieder einen heftigen Zusammenbruch. Ich war mit einem der beiden anderen mit dem Rad unterwegs, und wir machten kurz vor Ende unserer Tour noch eine letzte Cappuccino-Pause. Dabei redeten wir über alles Mögliche. Irgendwann kamen wir auf das Thema Sex. Da mich dieses Thema ja nun seit geraumer Zeit sehr beschäftigte, merkte ich an, dass es bei uns im Moment arg problematisch sei. Sprich, im Bett herrschte Flaute. Er, unter anderem gelernter Psychotherapeut, gab mir eine Antwort, die meine Situation und Ängste augenblicklich verschlimmerten. Es war ein einziger kurzer Satz, der aber absolut ausreichte. „Wenn es im Bett nicht läuft, stimmt meist in der Beziehung etwas nicht."

Kawumm! Das war die wunde Stelle und das Problem, das mir bisher nicht bewusst war. In unserer Beziehung könnte etwas nicht stimmen? Innerlich brach ich schon zusammen, als wir noch die letzten Schlücke Cappuccino tranken. Nach Außen ließ ich mir nichts anmerken. Das heißt, ich versuchte es.

Als wir wieder in das alte Bauernhaus zurückkehrten, in dem wir wohnten, suchte ich sofort die Ruhe meines Zimmers. Ich verschloss die Tür hinter mir und brach in Tränen aus. Mit unserer Beziehung könnte etwas nicht stimmen? Mein Gefühl sagte mir, dass mein Trainingspartner womöglich Recht hatte, aber ich wusste nicht genau, was das sein sollte. Auf jeden Fall verstärkte dieser Gedanke meine ohnehin massiven Verlust-ängste wieder um ein Vielfaches.

Händeringend versuchte ich in meiner Angst und Panik, meine Frau telefonisch zu erreichen. Immer wieder klingelte es, bis nach einiger Zeit die Mailbox ansprang. Ich versuchte es einmal, zweimal, dreimal … Insgesamt waren es 14 Anrufe in Abwesenheit, die meine Frau innerhalb kürzester Zeit auf ihrem Handy hatte. Dazu dann noch eine SMS, dass sie sich doch ganz schnell bei mir melden sollte.

Als letzte Möglichkeit erreichte ich schließlich meine Mutter (wir wohnen im selben Haus) und fragte sie, ob sie wisse, wo meine Frau sei. Doch auch sie hatte keine Ahnung, hängte ihr aber einen Zettel an die Wohnungstür, dass sie mich anrufen solle.

Ich hatte Angst. Panik. Was könnte in unserer Beziehung denn nicht stimmen? Es war doch bis vor kurzem alles ganz normal, dachte ich. Irgendwann rief mein Schatz dann zurück. Sie war bei der Physiotherapie gewesen und hatte das Handy zum Aufladen zu Hause gelassen.

Von meiner Reaktion war sie total geschockt. Da sie die ganzen Anrufe in Abwesenheit gesehen und auch den Zettel von meiner Mutter gelesen hatte, dachte sie sowieso schon, dass etwas Schlimmes geschehen sei. Und nun rief sie zurück und hatte mich direkt verheult in der Leitung. Vor lauter Aufregung konnte ich mich gar nicht mehr richtig artikulieren. Jetzt ging sie erst recht davon aus, dass es nur etwas Schlimmes sein könnte. Wieder ein Fahrradunfall oder etwas Ähnliches?

Nein. Ich versuchte ihr unter Tränen zu erklären, was gerade vorgefallen war. Was mein Mitfahrer bei der Pause gesagt hatte. Dass etwas in unserer Beziehung nicht stimmen könne.

Klatsch! Meine Frau fiel aus allen Wolken. Gerade noch die Angst, dass etwas Schlimmes geschehen war und jetzt so eine Aussage von mir. Damit hatte sie weiß Gott nicht gerechnet. Sie wusste nicht, was sie dazu sagen sollte.

Für mich blieb die Ungewissheit. Dabei muss man wissen, dass sich ein Depressiver das, was er nicht weiß, meist selber ausmalt. Allerdings sind das dann immer gleich die schlimmsten und schwärzesten Befürchtungen. So war es bei mir ein paar Tage zuvor schon gewesen, und so war es auch zu diesem Zeitpunkt wieder. Bei meinen Befürchtungen und Ängsten gab es keine grauen Zwischentöne. Es gab nur Schwarz oder Weiß. Oder besser gesagt nur Schwarz.

18 – Wieder zu Hause

Irgendwie konnte ich mich an diesem Tag doch noch ein bisschen fangen. Meine Frau reagierte natürlich verständnislos,
dass ich wegen solch einer Aussage derart ausgetickt war. Was
in einem an Depression Erkrankten vorgeht, kann niemand
nachvollziehen, der damit keine Erfahrung oder das entspre-
chende Wissen hat. Das sollte auch bei uns in nächster Zeit
so bleiben.

Hier wäre es eigentlich höchste Zeit gewesen, einen Arzt
aufzusuchen, doch das kam mir überhaupt nicht in den Sinn.
Mit meinen depressiv verzerrten Gedanken sah ich alles wie
durch eine schwarze Brille. Das heißt, meine Sicht der Dinge
war nicht mehr objektiv oder rational. Zudem empfand ich bei
dem kleinsten Anzeichen eines Problems direkt alles negativ.
Selbst wenn ansonsten alles positiv war.

Die letzten Tage in unserem Trainingslager schleppte ich mich
irgendwie durch. Bei meinem therapeutisch ausgebildeten Mitstreiter holte ich mir noch einen Rat, wie ich meine Probleme
ausblenden könnte. Und der brachte immerhin etwas Linderung. Ich stellte mir bildlich vor, für den Rest der Zeit alle
Probleme in einen unbenutzten Wandschrank einzuschließen,
den ich bis zur Abreise nicht mehr öffnen würde. Das hört sich
vielleicht komisch an, funktioniert aber tatsächlich ganz gut.

Außerdem gab er mir noch mit auf den Weg, es doch einmal
mit einer Psychotherapie zu versuchen. Zu diesem Zeitpunkt
war das für mich allerdings kein Thema. Ich fühlte mich als der
Gute, die anderen waren ja die Bösen. Wieso sollte das alles an
mir liegen? Unvorstellbar.

Bereits vor dem Trainingslager hatte ich schon wieder mehrere
Wochen fast durchgehend trainieren können. Allerdings nie,
wie mein Trainingsplan das von mir verlangte. Vorgegebene
Zeiten und Tempi konnte ich nicht einhalten. Und immer

wieder fielen Trainingseinheiten aus, weil ich völlig antriebslos war oder die Arbeit und Pendelei es nicht zuließen.

Antriebslosigkeit ist, neben einer verzerrten Wahrnehmung, ebenfalls ein typisches Symptom einer Depression. So war mein Training auch weiterhin nicht, wie früher, ein Glücksfaktor, sondern das krasse Gegenteil. Frust, Enttäuschung. Schon wieder Dinge, die der Depression neue Nahrung gaben.

Überhaupt erlebte ich seit meinem Unfall unentwegt Enttäuschung, Frust und nicht erfüllte Erwartungen. Und so ging es auch weiter. Zudem machte mir mein Iliosakralgelenk immer wieder Probleme. Es blockierte und verursachte starke Schmerzen. Daran hatte auch die mittlerweile dritte Physiotherapie nichts geändert.

Im Trainingslager war ich zudem meist hinterhergefahren. Die beiden anderen waren deutlich fitter als ich, obwohl sie wesentlich älter waren. Da machte sich meine lange Trainingspause nach dem Unfall massiv bemerkbar. Allerdings warteten die beiden immer artig auf den Pässen oder in einem Café am Straßenrand.

Allein zwei Glücksmomente hatte ich dort: An einer langen zwölfprozentigen Steigung waren meine Trainingspartner fleißig am Schimpfen, während ich wie ein Duracell-Hase locker den Berg hoch flitzte. Ein anderes Mal hatte ich mich ganz lang gemacht, um nur knapp hinter einem der beiden Mitstreiter auf einem Pass anzukommen. Zur Strafe bekam ich aber akutes Belastungsasthma und hatte noch minutenlang Probleme mit der Luft. Der Kollege dachte zuerst, ich würde gleich krepieren und wollte sich direkt wieder von dannen machen. Egal, ich fühlte mich in diesem Moment seit langem wieder einmal gut. Ich merkte, dass ich noch etwas drauf hatte und zu etwas zu gebrauchen war.

Dann ging es endlich wieder nach Hause. Voller Vorfreude kam ich am späten Samstagabend zu Hause an. Ich wusste zwar, dass meine Frau ein paar Mädels zum Spieleabend eingeladen hatte, hätte aber trotzdem etwas mehr Freude über meine Rückkehr erwartet. Auf mein Hupen bei der Ankunft reagierte sie lediglich mit einem kurzen Winken am Fenster. Danach? Nichts.

Wieder hatte ich viel zu hohe Erwartungen gehabt, mir vorgestellt, wie mein Schatz freudestrahlend auf die Straße kommt, um mich zu begrüßen oder so. Stattdessen kam sie nicht nach draußen und spielte mit ihren Freundinnen fleißig weiter. Heute kann ich sie verstehen. Sie freute sich einfach nicht über meine Rückkehr.

Nachdem ich den Wagen ausgeräumt hatte und in die Wohnung kam, erschrak ich beim Anblick meiner Frau. Seit meiner Abfahrt hatte sie deutlich sichtbar mehrere Kilos abgenommen. So hatten Kummer und Stress an ihr genagt.

Nun war ich also wieder zu Hause, aber meine Zusammenbrüche wurden nicht weniger. Mehrmals in der Woche redete und redete ich abends stundenlang auf meine Frau ein. Dabei fand ich ihre Reaktionen oder Antworten völlig irrational, immer hatte ich etwas an ihrem Tun auszusetzen. Ich verstand die Welt nicht mehr. Alles schien gegen mich zu sein.

An vielen der nächsten Abende brach ich wieder heulend zusammen. Hoffnungslosigkeit machte sich in mir breit. Es kamen erste Gedanken auf, wie „Vielleicht wäre es besser, wenn ich nicht mehr da wäre." Das waren noch keine Suizid-Gedanken, ich konnte aber immer besser nachvollziehen, warum jemand Selbstmord begehen kann.

Auf der Arbeit funktionierte ich noch fast zu 100 Prozent. Allerdings kostete mich das im Gegensatz zu früher ein Vielfaches an Kraft, und ich hatte meine innere Unruhe völlig verloren. Äußerlich ruhig, bebte ich innerlich. Ich versuchte das mit homöopathischen Mittelchen aus der Apotheke in den Griff zu bekommen. Das Zeug brachte aber nicht einmal eine Linderung der Symptome. Zudem überkamen mich immer öfter eine heftige Übelkeit und ein Zittern am ganzen Körper.

Mittlerweile litt ich also unter folgenden Symptomen: Reizbarkeit, Angst, Panik, Hoffnungslosigkeit, innere Unruhe, Schwarzmalerei sowie verzerrte Gedanken und Gefühle. Damit hätte selbst jeder Medizinstudent eine 1A-Diagnose für eine Depression erstellen können. Aber da ich ja aus meiner Sicht der Gute war, verschwendete ich keinen Gedanken daran, zum Arzt zu gehen. Meine Frau sagte zwar einmal so etwas, aber das nahm ich nicht ernst.

Zudem entwickelte sich ein neues Problem, das mich extrem belastete: Ich fühlte mich immer stärker benachteiligt. Ich hatte das Gefühl, dass meiner Frau alles wichtig sei, nur ich nicht. Ihre Freundinnen, ihr Sport, ihre Hobbys. Ich kam mir vor wie das fünfte Rad am Wagen und fühlte mich wertlos.

Wie ich jetzt weiß, nahm meine Frau an, dass der Stress rund um meinen Job zu viel für mich wurde und ich nur meine schlechte Laune an ihr ausließ. Dem wollte sie verständlicherweise aus dem Weg gehen.

Hinzu kam mit der Zeit ein weiteres Symptom: Schlafstörungen. Ich schlief extrem schlecht ein und wachte mitten in der Nacht oder viel zu früh am Morgen wieder auf.

Eigentlich war ich nicht mehr der Mensch, der ich einmal gewesen war: der Patrick, der fast immer gut gelaunt war, gute Stimmung verbreitete und vor Energie und Optimismus strotzte. Was war nur aus mir geworden?

19 – Schluss mit Sport

Anfang Juni stand dann unsere Vereinsmeisterschaft an. Gestartet wurde im beschaulichen Herscheid über die Sprintdistanz. Also die kürzestmögliche Triathlonstrecke.

Durch das Trainingslager fühlte ich mich topfit und wollte richtig angreifen. Immerhin waren wir in Ligurien über 700 Kilometer durch die Berge gefahren und hatten viele tausend Höhenmeter absolviert. Da sollte die bergige Radstrecke in Herscheid doch ein Klacks sein. Und die war ja auch nur 20 Kilometer lang. Davor gerade mal 500 Meter Schwimmen. Auch wenn mein Schwimmtraining in den letzten Monaten äußerst mager gewesen war, stellte das für mich keine Herausforderung dar. Und fünf Kilometer Laufen? Lachhaft! Dachte ich. Doch dieser Tag wurde mein absoluter sportlicher Tiefpunkt. Schlimmer konnte es kaum kommen.

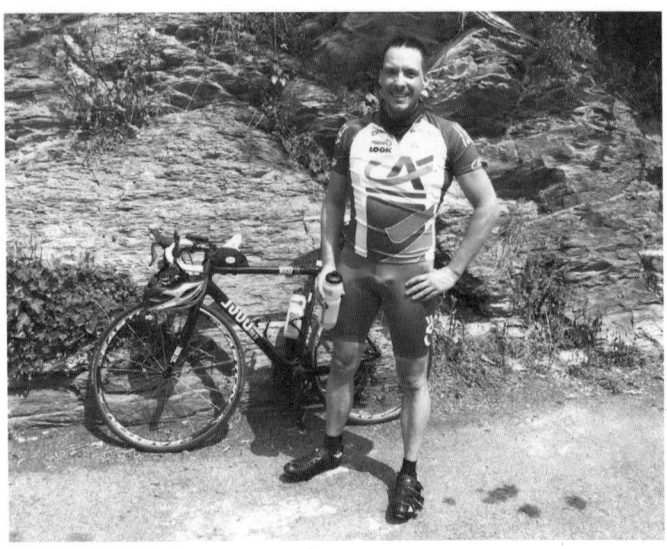

Radtraining in Ligurien.

Das Schwimmen war gerade noch im grünen Bereich. Dann aber, beim Radfahren, fing das Übel an. Nur wenige Wochen zuvor hatte ich alle Berge recht problemlos erklommen. Und nun? Bereits am zweiten, sagen wir mal, Hügelchen, nach etwa zwei Kilometern, bekam ich einen heftigen Krampf in der rechten Wade. Keinen dieser leichten Krämpfe, die man mal eben wieder wegfahren kann. Nein, einen der übelsten und schmerzhaftesten Sorte.

Ich musste vom Rad steigen und die Wade dehnen. Alle, die ich bis dahin überholt hatte, fuhren wieder an mir vorbei. Ich fluchte. Das konnte doch alles nicht wahr sein! Nach ein paar Minuten konnte ich weiterfahren. Allerdings mit dem rechten Bein nur mit halber Kraft. Trotzdem schaffte ich es, den ein oder anderen wieder einzuholen. Und trotz der Zwangspause und der lädierten Wade war ich von meinen knapp 20 Vereinskollegen noch die siebtbeste Radzeit gefahren.

Dann ging es auf die Laufstrecke. Die fünf Kilometer sollten eigentlich kein Problem sein. 22 bis 24 Minuten hatte ich mir dafür vorgenommen. 34 sollten es werden. So langsam laufe ich diese Distanz sonst nicht einmal im lockersten Trainingstempo.

Nach dem Wechsel ging es direkt bergauf. An dieser ersten Steigung bekam ich tierische Krämpfe in der Schienbeinmuskulatur. Schon wieder Krämpfe? Hätte er mal Magnesium genommen, mag der ein oder andere jetzt denken. Dazu muss ich sagen, dass ich bis zu diesem Zeitpunkt weder im Training noch bei Wettkämpfen je ein Problem damit hatte. Vom Swim & Run in Köln einmal abgesehen.

Mehrmals blieb ich am Rand der Laufstrecke an einer Laterne oder einem Straßenschild stehen, um die Muskulatur zu dehnen, damit diese elenden Krämpfe endlich aufhörten. Vergeblich. Ein Läufer nach dem anderen überholte mich. Ich hätte vor Wut schreien können. Vielleicht habe ich es auch getan.

Eigentlich wollte ich aussteigen, besann mich dann aber, den Wettkampf wenigstens zu beenden. Bisher war ich immer lächelnd und mit Freude ins Ziel gekommen. Diesmal nicht. Dass sich ein Vereinskollege auf den letzten drei Metern an mir vorbeidrückte, war dann nur noch das Tüpfelchen auf dem i. Am liebsten hätte ich ihm den Kopf abgerissen. Die Enttäuschung war so groß, dass ich beschloss, diesen Frust-Faktor, den Sport, vorerst aus meinem Leben zu verbannen.

Ich sagte alle weiteren Wettkämpfe des Jahres ab und kündigte meinen Online-Trainingsplan. Zu herb waren die Rückschläge der letzten Wochen und Monate. Schon am Anfang meiner zweiten Sportkarriere hatte ich mir geschworen, dass ich sofort wieder aufhören würde, wenn die Sache mir keinen Spaß mehr machen sollte. Dieser Punkt war nun gekommen.

Ich wollte den Sport hinten anstellen, um weitere Enttäuschungen und Frust zu vermeiden und mein Privatleben und meine Beziehung wieder auf Vordermann zu bringen. Doch dazu sollte ich erst einmal keine Möglichkeit mehr haben. Denn nur zwei Tage nach der Vereinsmeisterschaft und meinem sportlichen Tiefpunkt verließen meine Frau und die Kinder mich Richtung Mutter-Kind-Kur. Ich blieb zu Hause zurück mit unserem Hund und mit all meinen Problemen und Ängsten.

Dabei wusste ich natürlich noch nicht, dass meine Frau zu diesem Zeitpunkt bereits fest entschlossen war, sich nach der dreiwöchigen Kur von mir zu trennen.

20 – Endlich die Diagnose

Wie ich viel später von meiner Frau erfuhr, hatte sie zu diesem Zeitpunkt zwar noch Gefühle für mich, aber die Situation mit meinen Launen, Anfällen und Zusammenbrüchen belastete sie und die Kinder dermaßen, dass sie keine andere Möglichkeit mehr sah. Die armen Kinder bekamen mein Geschrei und Geheule ja fast täglich mit. Da fragte unser Kleiner öfter mal „Warum weint der Papa denn schon wieder?"

Die drei fuhren also zur Kur an die Ostsee. So waren sie wenigstens zu Hause aus dem Schussfeld. Meine Frau und ich hatten beschlossen, nicht täglich zu telefonieren oder uns zu schreiben. Dieser Wunsch stammte natürlich von ihr, und wieder sagte sie mir, dass sie sehen wollte, ob sie mich noch vermissen würde.

Selbst da ging mir noch kein Licht auf. Warum sollte sie mich nicht vermissen? Ich vermisste sie doch schließlich auch. Selbst bei einer kurzen Trennung. Selbst, wenn ich nur auf der Arbeit war. Dass mein Gefühl kein richtiges Vermissen war, sondern nur auf Verlustängsten beruhte, wusste ich nicht. Ich ahnte zwar, dass irgendetwas nicht stimmte, aber das war für mich nicht greifbar.

Bei abendlichen Abweisungen hörte ich nach wie vor die gleichen Floskeln. Keine Lust. Es liegt nicht an dir. Wenn schon meine Frau nicht sagte, dass es an mir lag, wie sollte ich dann darauf kommen?

Klar bemerkte ich meine Zusammenbrüche und Heulattacken, aber aus meiner depressiv verzerrten Sicht resultierte das doch immer aus dem Fehlverhalten meiner Frau.

Natürlich gelang es mir nicht, den Kontakt länger als zwei Tage ruhen zu lassen. Mich quälte eine ungeheure Unruhe. Meine Gedanken kreisten. Ich hatte Angstgefühle. Auf der Arbeit schaffte ich es zumindest noch, das Ganze zu vertuschen. Einzig nahm ich ständig zwanghaft mein Handy in die Hand, um eMails zu checken, zu schauen, ob eine SMS gekommen war oder sich bei Facebook etwas getan hatte. Immer in der gleichen Reihenfolge. Insgeheim hoffte ich wohl auf eine Nachricht meiner Frau.

Facebook ist übrigens ein gutes Stichwort, um an einem konkreten Beispiel meine Problematik zu beschreiben. Tagsüber hatte ich einmal den üblichen Knatsch mit meiner Frau gehabt, und mir ging es richtig schlecht. An diesem Abend hatte sie sich allerdings mit einer Freundin im Kino verabredet. Für sie eine willkommene Abwechslung. Endlich zu Hause raus, weg von mir. Kurz vor Beginn der Vorstellung postete sie ein ulkiges Foto von sich und der Freundin mit 3D-Brillen auf der Nase. Beide sichtlich gut gelaunt. Als ich das Bild bei Facebook sah, brach für mich die Welt zusammen. Wie konnte sie nur Spaß haben, während ich zu Hause saß und es mir schlecht ging? Kaum war sie zurückgekehrt, hielt ich es ihr direkt vor, und wieder gab es Knatsch. Jetzt erkenne ich die Situation mit klarem Blick und objektiv. Damals war das für mich eine echte Katastrophe.

Eines Sonntags, meine Frau war immer noch mit den Kindern in der Kur, geschah dann etwas für mich Neues. Bisher hatte es immer einen offensichtlichen Auslöser gegeben, wenn ich zusammenbrach oder weinte. Nicht so an diesem Tag. Ich lag auf dem Bett, ohne an etwas Spezifisches zu denken. Plötzlich schossen mir ohne Vorwarnung Tränen in die Augen, und ich begann, bitterlich zu weinen. Einfach so. Mehrere Stunden lang.

Ich wusste ganz genau, wenn ich jetzt meine Frau anrufen würde, würde ich sie wieder mit herunterziehen. Und in der Kur wollte sie schließlich einen gewissen Abstand von mir. Doch an wen sollte ich mich wenden, wer konnte mir helfen? Das Weinen hörte nicht auf, und ich fühlte mich hilflos, hoffnungslos und unendlich traurig. Nach drei oder vier Stunden konnte ich nicht mehr anders, ich wusste mir einfach nicht mehr zu helfen. Also griff ich doch noch zum Telefon und rief unter Tränen meine Frau an. Allein dadurch, dass ich mit ihr sprechen konnte, ihre Stimme hörte, beruhigte ich mich langsam wieder. Wenn ich mich recht erinnere, endete das Gespräch relativ positiv. Für mich. Die Stimmung meiner Frau hatte ich natürlich ruiniert.

Der nächste Tag sollte dann ein sehr wichtiger in meiner Krankheitsgeschichte werden. Ich fuhr wie üblich mit dem Zug zur Arbeit und startete den Arbeitstag wie jeden anderen auch. Es dauerte aber keine Stunde, bis mein Handy-Zwang wieder begann. Dabei stieß ich auf einen neuen Facebook-Eintrag meiner Frau. Ich kann mich absolut nicht mehr erinnern, was sie eigentlich gepostet hat. Wahrscheinlich eine Lappalie.

Dieser Eintrag hatte jedoch einen heftigen Gefühlsausbruch zur Folge. Ich konnte meine Tränen gerade noch zurückhalten, bis ich mich in den Besprechungsraum geflüchtet hatte. Dann fing ich wieder an zu heulen. Schlimmer als je zuvor. Es dauerte einige Zeit, bis ich mich halbwegs gefangen hatte. Wieder griff ich zum Telefon. Diesmal aber rief ich nicht meine Frau an, sondern meinen Chef. Ich brachte irgendeinen Vorwand hervor, dass es mir nicht gut ginge und ich zum Arzt müsse. Denn dort wollte ich hin. Jetzt. Sofort.

So setzte ich mich keine zwei Stunden nach Arbeitsbeginn wieder in den Zug Richtung Bochum. Vom Bahnhof ging es direkt und ohne Umweg zur Praxis meiner Hausärztin. Nach einiger Wartezeit konnte ich endlich zu ihr herein. Alles sprudelte aus mir heraus. Meine ganzen Gefühle, Ängste. Alles, was geschehen war. Dabei zitterte ich vor Aufregung am ganzen Körper. Meine Ärztin notierte sich alles und kam ohne Umschweife zur Diagnose: Depression mit Angstzuständen.

21 – Was nun?

Da war sie also, die Diagnose. Ich wusste nun in etwa, was mit mir los war. Mein Handeln und Empfinden während der vergangenen Monate sollten krankheitsbedingt gewesen sein. Konnte das sein? Kann eine Depression einen Menschen dermaßen verändern? Bisher war mir diese Krankheit nur vom Todesfall Robert Enkes bekannt. Ja, ich kannte dadurch ein paar Symptome, aber solche weitgehenden Auswirkungen auf das menschliche Empfinden und Wesen hätte ich nie für möglich gehalten. Was hatte diese Krankheit nur aus mir gemacht? Unfassbar!

Die Ärztin verschrieb mir ein Antidepressivum und gab mir mehrere Tabletten Lorazepam mit nach Hause. Eine sollte ich direkt an Ort und Stelle einnehmen. Dieses Mittel wirkt sofort, löst Ängste und beruhigt. Allerdings macht es auch besonders schnell abhängig, psychisch ebenso wie physisch. Deshalb bekam ich nur wenige davon mit. Eine für heute, eine für den nächsten Tag und den Rest für Notfälle.

Es dauerte vielleicht 15 oder 20 Minuten, bis ich eine ungeheure Entspannung und Erleichterung verspürte. Es war, als würden sich ad hoc dicke, schwarze Wolken aus meinem Kopf verziehen und den Blick auf mein wahres Ich freilegen. Unheimlich.

Wieder daheim angekommen, rief ich als erstes meine Frau an. Sie sollte unbedingt erfahren, was mit mir los war. Ich wollte ihr erzählen, dass ich an einer Depression erkrankt war. Und, dass ich jetzt Hilfe bekam. Ich sprühte regelrecht vor Optimismus. Alles sollte jetzt gut werden.

Wahrscheinlich war meine Frau von meinem erneuten Anruf erst einmal wenig begeistert. Sie musste ja davon ausgehen, dass irgendetwas los sei und ich sie in ihrer Kur, die zur Erholung da war, wieder herunterziehen würde.

Ich weiß es nicht, gehe aber davon aus, dass sie von meiner guten Stimmung an diesem Tag überrascht war. Und so erzählte ich ihr von meinem Zusammenbruch am Morgen, meinem Arztbesuch und der Diagnose. Dass ich jetzt endlich Hilfe bekam und Medikamente. Alles sollte wieder gut werden. Ob sie ebenfalls so optimistisch war?

Dieser Tag war für uns beide eine Art Wendepunkt. Und zwar kurz vor dem drohenden Abgrund, den ich allerdings nie wahrgenommen hatte. Auf einmal stellte sich auch für meine Frau die Situation ganz anders dar. In Wirklichkeit war ich also gar nicht so bösartig, sondern krank.

Aber was jetzt? Gerade noch wollte sie sich von mir trennen, war sich sicher, nach der Kur einen Schlussstrich zu ziehen, und jetzt diese Diagnose. Diese Krankheit. Sie konnte mich doch nicht wegen einer Krankheit verlassen, dachte sie. Außerdem bekam sie in den nächsten Wochen ein schlechtes Gewissen, überhaupt darüber nachgedacht zu haben, und sie litt sehr darunter, wie sie mir später schilderte. Doch erzählt hatte sie mir von ihren Trennungsabsichten immer noch nicht.

Dieser Moment kam kurz nach der Kur. Sie nahm allen Mut zusammen, um mir die Wahrheit ins Gesicht zu sagen. Kein „Es liegt nicht an dir" oder etwas in die Richtung. Sie sagte mir, dass ihre Liebe zu mir in den letzten Monaten einen gewaltigen Knacks bekommen habe. Auch, dass sie eigentlich vorgehabt hatte, mich zu verlassen. Allerdings bezweifelte sie, dass durch die Diagnose und Behandlung alles einfach wieder so werden würde wie früher. Sie konnte nicht von jetzt auf gleich so tun als sei nichts geschehen. Dafür waren die letzten Wochen und Monate zu heftig gewesen.

Aber sie war noch bei mir. Das war erst einmal das Wichtigste. Und ich, der geborene Optimist, glaubte fest daran, dass alles wieder werden sollte, wie es vorher war. Und so nahm ich die Offenbarung meiner Frau an diesem Abend mit Fassung und verhältnismäßig nüchtern auf. Kein Zusammenbruch, keine Tränen.

Nach der Diagnose ging es tatsächlich bergauf. Durch die Lorazepam-Tabletten an den ersten beiden Tagen klarte ich innerlich regelrecht auf. Ich konnte kaum fassen, wie ich mich während der letzten Wochen gefühlt und aufgeführt hatte. Die Objektivität kam zurück.

Am nächsten Wochenende fuhr ich dann zu meiner Familie an die Ostsee, um die drei in der Kur zu besuchen. Und, was soll ich sagen, es war ein wirklich schönes Wochenende. Keine Spur vom Stress der letzten Monate. Es war einfach nur schön. Zwar musste ich die wieder aufkeimende innere Unruhe und den Anflug schlechter Gedanken mit einer halben Notfalltablette stoppen, aber das klappte unproblematisch.

So hatten meine Frau und ich schon lange keine Zeit mehr zusammen verbracht. Wir unternahmen Ausflüge mit den Kindern, gingen essen und unterhielten uns, fast wie in alten Zeiten. Frohen Mutes und voller Optimismus fuhr ich nach Hause. Auch die nächsten Tage waren verhältnismäßig gut. Die Arbeit fiel mir wieder etwas leichter, und der Kontakt zu meiner Frau entspannte sich ein wenig. Ich war fest entschlossen, so schnell wie möglich gesund zu werden.

Einzig die Nebenwirkungen der Antidepressiva machten mir anfangs zu schaffen. Mir war oft übel, und ich musste mich übergeben. Dann fingen zeitweise meine Gliedmaßen an zu kribbeln, und ich bekam heftige Kopfschmerzen. Dazu schlief ich nachts noch schlechter als zuvor. Meist nur wenige Stunden.

22 – Schlimmer statt besser

Mittlerweile war es Juni und meine Familie wieder zurück zu Hause. Ich hatte mir so fest vorgenommen, dass alles besser werden sollte. Aber kaum war meine Frau wieder bei mir, verschlechterte sich die Lage von Neuem. Die Antidepressiva zeigten nicht die erhoffte Wirkung. Ich wusste zwar, dass das Mittel erst nach zwei bis drei Wochen Einnahme richtig wirkt und sich die Symptome am Anfang verstärken können, aber dass es tatsächlich so kommen würde, hatte ich nicht gedacht.

Ich fühlte mich wertlos und versank in einer ungeheuren Hoffnungslosigkeit. Diese Gefühle sind kaum in Worte zu fassen, so heftig waren sie. Ich war teilweise derart deprimiert, dass mir wieder Suizid-Gedanken kamen. Aber nicht so vage, wie ich sie schon einmal hatte. Viel schlimmer. Ich dachte nur noch, es wäre für alle besser, wenn es mich nicht mehr gäbe. Es würde ja ohnehin keiner um mich trauern.

Unter der Dusche überlegte ich, welches unserer Küchenmesser wohl am schärfsten wäre. Später dann, wie man am besten den Kopf auf die Eisenbahnschienen legt, damit es auch wirklich funktioniert.

Die Suizid-Gedanken lösten bei mir außerdem heftige Angstattacken aus. Bisher hatte ich immer nur Verlustängste. Angst, ich könnte meine geliebte Frau verlieren, meine Familie, meinen Job. Mit den Suizid-Gedanken überkam mich nun auch eine ungeheure Angst, ich könnte mir wirklich etwas antun. Ich hatte Angst, die Gedanken könnten Realität werden.

Ein Auslöser dieser neuen Angst war mit Sicherheit, dass sich erst wenige Wochen zuvor einer meiner Arbeitskollegen in seiner Depression das Leben genommen hatte. Er hatte wie ich Familie und war ebenfalls frisch zum Filialleiter befördert worden. Ein durch und durch sympathischer Typ, der ebenfalls wegen einer Depression in Behandlung war. Und er hatte sich das Leben genommen.

Ich konnte ja mittlerweile genau nachvollziehen, warum jemand, der scheinbar alles hat, sich und seiner Familie so etwas antut. Dieses Gefühl unendlicher Hoffnungslosigkeit während einer Depression macht einen völlig fertig. In manchen Momenten ist diese so extrem, dass man keinen anderen Ausweg mehr sieht.

Mir ist klar, dass Menschen die – zum Glück – mit dieser Krankheit keine Erfahrung haben, das nicht unbedingt verstehen. So ist es mir auch erst ergangen. Wenn man aber erst einmal in dieser Spirale der Hoffnungslosigkeit ist, reicht oft ein winziger Auslöser, um das Fass zum Überlaufen zu bringen.

Dennoch dachte ich in den nächsten Wochen immer öfter über Selbstmord nach, und ich spürte, dass manchmal nicht viel fehlte, um die Pläne konkreter werden zu lassen oder gar auszuführen.

Im Juli wurde es immer und immer schlimmer. Noch heftigere Zusammenbrüche, immer mehr körperliche Symptome und innere Unruhe. Mein Körper bebte innerlich, was von außen aber meist nicht zu erkennen war. Außerdem wiederholte sich quasi täglich der immer gleiche Teufelskreis. Erst machte ich meiner Frau Vorwürfe wegen einer Lappalie, dann kam es zu einer Auseinandersetzung. Es folgten Verlustängste und der obligatorische Zusammenbruch. Danach bekam ich Schuldgefühle und die Angst, meine Frau zu verlieren. Wieder hatte ich ihr wehgetan. Dadurch klammerte ich mich sprichwörtlich an ihr fest und erdrückte sie fast mit Liebe und Zuneigung. Ich konnte nicht von ihr ablassen, aus Angst, sie zu verlieren.

Anschließend überkam mich jedes Mal diese unendliche Hoffnungslosigkeit, die wieder die Gedanken an Selbstmord auslösten. Dann die Angst vor den Gedanken. Oft wäre ich am liebsten weggerannt. Manchmal tat ich es auch.

Meine Frau zog sich zudem vor mir zurück und nutzte jede Chance, von zu Hause wegzukommen. Verständlicherweise. Nur verstärkte das Ganze noch einmal meine Ängste. Denn irgendwie merkte ich ja, dass sie nicht bei mir sein wollte und ich sie extrem belastete.

Ich habe einmal einen Spruch auf einer Internetseite über Depressionen gelesen, der das Ganze sehr gut beschreibt: „Liebe mich, wenn ich es am wenigsten verdient habe, denn dann brauche ich es am meisten.“[12]

Nur leider ist das einfacher gesagt als getan. Denn jemanden zu lieben, der so depressiv ist, wie ich es war, ist extrem schwierig.

Mitte Juli bekam ich endlich zusätzliche Hilfe. Bekanntermaßen ist es schwer bis fast unmöglich, kurzfristig einen Termin bei einem guten Psychiater zu bekommen. Meine Mutter war aber eine alte Bekannte der Frau eines Psychiaters, und so gelang es ihr, mir einen Termin zu besorgen.

Dieser Psychiater verdoppelte direkt die Dosis der Antidepressiva und machte mir Mut. Er sagte, dass die Heilungschancen bei einer Depression sehr gut seien und es in 14 Tagen schon wieder viel besser aussehen würde. Dem war aber nicht so. Denn die nächsten 14 Tage waren weiterhin die Hölle auf Erden. Ich weiß, ich wiederhole mich: Nichts verbesserte sich, es wurde noch schlimmer.

An einem Mittwoch Ende Juli suchte ich den Mann wieder auf. Ich fühlte mich an diesem Morgen dermaßen schlecht, dass ich es zum ersten Mal nicht für möglich hielt, zur Arbeit zu gehen. Die Depression und der Kampf dagegen hatten mich so ausgezehrt, dass mein Akku leer war. Am liebsten hätte ich mich nur noch fallen lassen und wäre für immer liegen geblieben. Ich wusste, an diesem Tag ging nichts mehr.

Der Psychiater wollte mich direkt für längere Zeit krankschreiben. Doch wie es mein Naturell zu der Zeit war, wollte ich das nicht und wurde somit erst einmal bis zum Wochenende krankgeschrieben. Am Montag sollte ich wieder zu ihm

---

12 zu finden auf www.depression-bochum.de

kommen. Was ich dann auch tat. Allerdings unter ganz anderen Vorzeichen.

Am Freitag, nur zwei Tage später, fand das Erstgespräch bei meiner Psychotherapeutin statt. Den Therapieplatz hatte ich schon vor Wochen auf Empfehlung meiner Hausärztin beantragt. Das Gespräch war anfangs sehr nett und locker. Bis wir auf meine Suizid-Gedanken zu sprechen kamen, denn die Therapeutin merkte offenbar, dass das bei mir ein heikles Thema war. Ihr mittlerweile rot-geflecktes Dekolleté verriet deutlich ihre innere Anspannung. Auch wenn sie sich diese ansonsten nicht anmerken ließ. Erst nachdem ich ihr die Hand darauf gab, meine Frau oder die 112 anzurufen, wenn die Gedanken wieder konkreter würden, durfte ich gehen.

Bisher hatte ich viele Tiefpunkte erreicht. Immer dachte ich, es könne nicht mehr schlimmer kommen. Aber das anstehende Wochenende stellte alles bisher Dagewesene in den Schatten. Der absolute Tiefpunkt.

Man kann sich das wie einen Regenguss vorstellen, der immer stärker wird. Irgendwann ist er so heftig, dass man denkt, heftiger kann es jetzt wirklich nicht mehr werden. Und in diesem Moment legt Petrus doch noch eine dicke Schippe drauf.

An den Samstag habe ich keine Erinnerung mehr. Im Übrigen konnte ich mich oft an schlimme Tage nicht richtig erinnern. Als wäre mein Gehirn so sehr mit anderen Dingen beschäftigt, dass keine Kapazität zum Speichern mehr vorhanden war. Dann kam der Sonntag.

Bereits morgens lag ich heulend auf dem kalten Küchenboden. Der Auslöser? Ich weiß es nicht mehr. Wahrscheinlich irgendeine Belanglosigkeit. Zur Beruhigung nahm ich eine meiner letzten Lorazepam-Notfalltabletten, so dass es mir nach kurzer Zeit etwas besser ging. Wir fuhren dann mit der ganzen Familie zu einer Freundin meiner Frau. Die beiden wollten joggen gehen, während wir Männer auf die Kinder aufpassten, die zusammen spielten. Da war auch noch alles in Ordnung.

Kaum saßen wir aber auf der Rückfahrt im Auto, gab es wieder einen heftigen Disput. An einer Ampel sprang ich tränenüberströmt aus dem Wagen. Ich hielt es nicht mehr aus. Ich musste weg. Ja, ich hatte wieder diese Gedanken. Aber wegen der Tablette waren meine Ängste weitestgehend unterdrückt und nicht so akut. Meine Frau fuhr mit den Kindern voller Sorge nach Hause. Klar, sie hatte Angst um mich. Von meinen gelegentlichen Suizid-Gedanken hatte ich ihr schließlich erzählt.

So lief ich dann ungefähr eineinhalb Stunden zu Fuß nach Hause. Der Abstand und die Tatsache, allein zu sein, taten mir gut. Meine Gefühle normalisierten sich etwas. Und kurz bevor ich zu Hause ankam, konnte ich wieder einigermaßen klar denken.

Dort waren allerdings in der Zwischenzeit Suchtrupps mobilisiert worden. So kam mir meine Mutter mit dem Auto entgegen, raste aber an mir vorbei, weil sie mich vor lauter Aufregung nicht sah. Meine Frau wartete derweil zu Hause auf mich. Für mich war die Situation jetzt soweit in Ordnung. Für meine Familie aber nicht. Und so sollte der Spaß zu Hause erst richtig losgehen.

23 – Nichts geht mehr

Ich glaube, mich erinnern zu können, dass meine Frau froh war, dass ich wieder da war. Bereits nachdem ich meine Mutter an mir vorbeifahren sah, rief ich per Handy zu Hause an, um Bescheid zu geben, dass ich auf dem Heimweg und alles in Ordnung sei.

Aber auf den letzten Metern hatte ich plötzlich Angst, dass dort ein Krankenwagen oder gar die Polizei warten könnte, um mich einzukassieren. Ich schaute erst vorsichtig um die Ecke. Als ich nichts sah, ging ich erleichtert weiter.

Zu Hause angekommen, meinte meine Frau, wir sollten zu meinen Eltern hochgehen (wir wohnen wie gesagt im selben Haus), um zu reden. Was dann geschah, weiß ich nur noch schemenhaft. Irgendetwas sorgte dafür, dass die Lage nach kurzer Zeit eskalierte. Meine Mutter versuchte anscheinend, mir den Teufel oder Dämon auszutreiben, indem sie mir eine heftige Ohrfeige gab. Ich konnte es nicht fassen. Was hatte sie da getan? Ich wollte weg. Nur noch weg. Ich wollte diese Menschen nicht mehr sehen. Einfach nur wegrennen. Ganz schnell.

Stattdessen wurde ich von allen Seiten festgehalten. Überall waren Hände, die nach mir griffen. Sie dachten anscheinend, ich wollte auf meine Mutter losgehen, aber das war nicht meine Absicht. Ich wollte nur weg und der Situation entfliehen.

Ich fühlte mich in die Enge getrieben und dachte, jetzt würde ich die Kontrolle verlieren. Angst. Angst vor dem Kontrollverlust. Gleich kommen sie mit einer Zwangsjacke und kassieren dich ein. Ab in die Irrenanstalt, ein paar heftige Psychopharmaka und Schluss, aus, Ende. Weggeschlossen oder was auch immer.

Vorher hatte die Notfalltablette meine Ängste noch weitestgehend unterdrückt. Denn es waren ja diese irrationalen Ängste, die jede Wahrnehmung um ein Vielfaches verstärkten. Aber jetzt hatte ich nur noch Angst. Es war nicht mehr die Angst, meine Frau zu verlieren oder die Angst, dass ich mir etwas antun könnte. Ich spürte nichts als die pure Angst, die Kontrolle zu verlieren und nicht mehr Herr über mich selbst zu sein.

Es folgte ein wildes Geschrei, und dann schaffte ich es endlich, mich loszureißen und den Ort des Geschehens zu verlassen. Ich lief weg, einfach nur weg. Diese Menschen hatten das Falscheste getan, was man einem Depressiven gegenüber machen kann. Sie machten mir Vorwürfe und drängten mich brutal in die Enge.

Unterwegs überlegte ich, wie ich am besten zum nächsten Bahndamm käme, schlug auch kurz die Richtung ein, konnte diesen Gedanken aber zum Glück schnell wieder verdrängen. So lief ich dann nur etwa zwei Blocks weiter und suchte Schutz in einer kleinen Nebenstraße.

Jetzt war ich mir sicher, nicht einfach nach Hause zurückgehen zu können. Inzwischen hatten sie doch garantiert die Polizei oder einen Notarzt alarmiert. Zu Hause würden sie auf mich warten. Wahrscheinlich mit der Zwangsjacke.

Wenn ich mich richtig erinnere, rief ich nach einiger Zeit meine Frau an. Ich verstand nicht, was da gerade geschehen war. Ich wollte nicht, dass ein Arzt oder so auf mich wartete. Ich sagte ihr, ich würde zurückkommen, aber nur, wenn keiner alarmiert würde. Nur bräuchte ich etwas Zeit.

In der Zwischenzeit hatte meine Mutter nach mir gesucht und mich entdeckt. Mit Tränen in den Augen kam sie auf mich zu. Doch ich schrie nur, sie solle wegbleiben. Ich wolle sie nicht sehen. So lief ich wieder weiter weg, und sie gab auf.

Dann rief mich die beste Freundin meiner Frau an. Die, mit der sie am Morgen noch Laufen gewesen war. Meine Frau hatte sie angerufen und ihr alles berichtet. Auch sie machte sich große Sorgen um mich und fragte, wo ich sei, denn sie wollte zu mir kommen und mich auflesen. Ich willigte ein, und wir machten einen Treffpunkt aus. Angst, dass nicht sie, sondern eine Ambulanz kommen würde, hatte ich trotzdem.

Doch sie kam allein, so wie sie es mir versprochen hatte. Ich saß am Straßenrand als sie ankam. Sie setzte sich zu mir und nahm mich direkt in die Arme, um mich zu trösten und zu beruhigen. Unter Tränen erzählte ich ihr, was geschehen war. Alle inneren Dämme brachen, und ich ließ alles hinaus.

Das war für mich ein ganz besonderer Moment. Zum ersten Mal seit langer, langer Zeit fühlte ich mich verstanden. Denn plötzlich redete nicht mehr ich, sondern nur noch sie. Sie sagte mir, was ich dachte und fühlte. Ich war völlig perplex. Das, was sie sagte, stimmte zu 100 Prozent. Das war für mich ein unglaublich positives Gefühl. Immer wieder hatte ich gehofft, dass mich jemand verstehen würde. Jetzt waren der Moment und die Person gekommen.

Ich muss dazu sagen, dass auch sie in der Vergangenheit einmal mit einer Depression zu kämpfen hatte. Und so konnte sie meine Gedanken und Gefühle nachvollziehen, wie es jemand, der mit der Krankheit noch nichts zu tun hatte, nie könnte.

Während der letzten Wochen und Monate hatte ich fast ausschließlich negative Gefühle. In diesem Moment war es ganz anders. Ich wurde endlich verstanden. Zudem schaffte die Freundin es, mich wieder richtig zu beruhigen.

Nach einiger Zeit wollte sie mich dann nach Hause bringen. Doch ich hatte Angst, dass dort ungebetene Gäste auf mich warteten. Immer wieder sagte sie, dass das nicht der Fall sei und wenn doch, würde sie sofort wieder mit mir umdrehen.

Ich vertraute ihr. Und das Vertrauen wurde nicht enttäuscht. Nur meine Frau wartete auf mich. Dann wurde ich direkt ins Bett bugsiert, um weiter herunterkommen zu können. Die Freundin meiner Frau machte irgendwelche Atemübungen mit mir. Zudem legte sie ihre Hand zur Beruhigung auf meine Stirn. Immer wieder atmete ich tief ein und wieder aus. Beim Einatmen sollte ich mir die Farbe Blau vorstellen, beim Ausatmen Grau. Die schlechten Gedanken wurden ausgeatmet und Ruhe eingeatmet. Nach einiger Zeit schlief ich erschöpft ein.

Ich werde dieser Freundin wohl auf ewig dankbar sein für das, was sie an diesem Tag für mich, aber auch für meine Familie, getan hat. Wer weiß, was geschehen wäre, wenn sie mich nicht eingesammelt hätte. So wurde ich nicht gegen meinen Willen irgendwo hingebracht, sondern konnte am nächsten Tag freiwillig zu meinem behandelnden Arzt gehen.

24 – Die Einweisung

An diesem Montag begleitete meine Frau mich erstmals zu meinem Psychiater. Bisher war ich immer allein zu den Ärzten gegangen, aber diesmal wünschte ich mir ihren Beistand.

Die Ungewissheit war groß. Was würde geschehen, und was würde der Arzt sagen? Ich ahnte schon, dass dieser Vormittag mit einer Einweisung in eine psychiatrische Klinik enden könnte. Und so berichteten meine Frau und ich dem Psychiater, was am Vortag vorgefallen war. Dieser nahm alles auf und teilte uns dann ohne Umschweife seine Empfehlung mit: eine Einweisung in die psychiatrische Klinik. Und zwar eine Notfalleinweisung.

Wie gesagt, geahnt hatte ich es irgendwie. Aber was bedeutete das jetzt? Meine Frage, ob ich denn ab und zu auch herauskommen dürfte, beantwortete er mit einem Lächeln. Ich solle mir keine Sorgen machen, es sei ja keine geschlossene Anstalt.

Aber nicht nur diese Aussage erleichterte mich. Das alles wirkte ganz und gar befreiend. Gerade noch voller Ungewissheit und Angst vor dem, was kommen könnte, hatte ich nun Klarheit. Ich würde in eine Klinik kommen. Einen Ort, an dem mir am besten geholfen werden konnte. Eine bessere Möglichkeit gab es nicht.

Zudem war ich froh, für einige Zeit zu Hause rauszukommen. Nicht, dass es mich wegzog. Nein, ich war froh, dass ich, die Belastung, weg von meiner Frau und den Kindern war. So hatten wir alle Zeit, zur Ruhe zu kommen. Nun sollte endlich mein Weg aus der Depression beginnen.

Direkt nach dem Besuch beim Arzt fuhren wir zu der Klinik, die er uns empfohlen hatte. Doch in der Aufnahme gab es nach einer langen Wartezeit eine erste Ernüchterung. Kein Platz frei. Selbst die Notfalleinweisung half nicht. Wo kein Platz ist, ist halt keiner. Die konnten ja für mich nicht extra anbauen. Die Ärztin in der Patientenaufnahme versuchte alles, telefonierte hier und telefonierte dort, aber an diesem Tag gab es wirklich keine Chance für eine Aufnahme.

So wurde ich mit dem Versprechen nach Hause geschickt, sich sofort bei mir zu melden, wenn ein Platz für mich frei würde. Aber wann? Das konnte mir die nette Ärztin natürlich nicht sagen. Doch ich hatte Glück. Bereits einen Tag später rief der zuständige Stationsarzt an: Am nächsten Tag könnte ich aufgenommen werden. Super, nach nur einem Tag die gute Nachricht und schon einen Tag später war ich in der Klinik, von der ich immer noch nicht viel wusste.

Ich war noch nie in einer psychiatrischen Klinik gewesen und kannte sie nur aus Film und Fernsehen. Dennoch malte ich mir in meiner Fantasie aus, wie es dort sein könnte, wie die Räumlichkeiten und die Behandlung aussähen.

So stand ich dann am nächsten Mittag mit meiner Frau auf dem Gang von Station 4. Das ist die Station für Patienten, die an einer Depression oder an Angstzuständen leiden. Ich hatte beides.

Alles sah ganz anders aus, als ich es mir vorgestellt hatte. Von außen erschien die Klinik noch recht ansehnlich und modern. Aber diese Station? Alles war alt und strahlte den Charme der 60er-Jahre aus: graue Wände und ein alter Linoleum-Boden, der die besten Jahre lange hinter sich hatte.

Ich hatte mir ausgemalt, dass es dort eher wie in einer Reha-klinik sei, wie ich sie von den Mutter-Kind-Kuren meiner Frau her kannte. Mehr Wohnung als Klinik. Kein Krankenhaus-Flair. Aber das hier sah eindeutig nach Klinik aus. Wie ein altes, etwas heruntergekommenes Krankenhaus.

Nachdem ich mich am Schwesternzimmer, oder besser gesagt am Stationszimmer des Pflegepersonals, gemeldet hatte, wurden wir gebeten, im Aufenthaltsraum zu warten, bis die neue Stationsärztin für mich Zeit hätte.

Der Aufenthaltsraum war noch schlimmer als der Gang. Der gleiche alte Linoleum-Boden, dafür leicht beige Wände. Die Möbel – ein großer Wandschrank, zwei Holztische und ein paar alte Stühle – machten einen rein funktionalen Eindruck. Schön? Nein. Aber der Hammer waren die beiden großen Fenster. Statt einen freien Blick auf den kleinen Park hinter der Klinik erhaschen zu können, waren die Fenster aus Milchglas, wie man sie von Badezimmer-Fenstern her kennt. Was sollte das denn? Warum sollte man nicht hinaus schauen können? Wie ich später erfuhr, handelte es sich bei diesen Fenstern um eine Fehlbestellung. An den folgenden Tagen hätte ich den Verantwortlichen am liebsten gelyncht.

In dem Wandschrank waren Gesellschaftsspiele und Puzzle zu finden. Ich glaube aber nicht, dass irgendetwas davon vollständig war. Alles war alt und verbraucht. Auf dem Boden und einem Tisch lagen Müsli-Reste. Da hatte wohl jemand nach dem Essen seinen Dreck nicht weggemacht. Zwischendurch kamen ein paar Gestalten an dem Raum vorbei und schauten neugierig zu uns hinein.

Na super, wo war ich hier nur gelandet? Mir wurde etwas übel. Denn es war alles andere als das, was ich mir vorgestellt hatte. Innerlich wollte ich schon wieder abhauen. Einfach weg.

Natürlich blieb ich, denn ich wollte ja, dass mir geholfen wird. Nach einiger Zeit wurde ich dann von der Stationsärztin und einer Doktorandin in Empfang genommen und mit meiner Frau zu einem kleinen Raum geführt: dem Stationsarzt-Zimmer. Sehr klein und auch mehr praktisch als schön eingerichtet: eine Liege, ein kleiner Schreibtisch, ein Drehstuhl und ein Hocker. Und das alles auf vielleicht acht Quadratmetern.

Was dann kam, war wohl Routine. Es wurden Fragen zu meinen Symptomen gestellt, meine Lebensgeschichte grob abgeklappert und meine Reflexe getestet. Außerdem wurde noch geschaut, ob ich eine Fußfehlstellung habe. Was das wohl mit meiner Psyche zu tun hatte?

Anschließend wurden wir von meiner Bezugspflegerin zu meinem Zimmer geführt. Das Zimmer war der Hammer. Spätestens jetzt wollte ich wirklich wieder nach Hause. Es fehlten nur noch Gitter vor dem Fenster und ich hätte mich voll und ganz wie im Knast gefühlt. Wie der Gang hatte das Zimmer graue Wände. An einer Wand hing ein Bild, wie es grauenvoller nicht hätte sein können. Alt und hässlich. Abstoßend hässlich. Es sollte wohl eine in Grün, Blau, Grau gehaltene Strandlandschaft mit einem Sonnenuntergang darstellen.

Das Bett in dem höchstens zehn Quadratmeter großen Raum war ein stinknormales Krankenbett. Kein modernes. Es stammte wahrscheinlich, wie alles hier, aus den 60er Jahren. Dazu noch ein grauer Einbauschrank, ein Waschbecken in der Ecke und ein krankenhaustypischer Rollcontainer. Der war noch das Modernste im ganzen Zimmer. Wahrscheinlich 80er Jahre. Darunter lag – kein Scherz – eine tote Kakerlake. Und es roch muffig. Irgendwie nach Abfluss. Fernseher? Fehlanzeige. Dafür gab es einen Gemeinschaftsraum auf der Station.

Wer den Film *Einer flog über das Kuckucksnest* kennt, kann sich in etwa eine Vorstellung davon machen, wie das alles auf mich wirkte. Ich glaube, meine Frau hatte in diesem Moment echt Mitleid mit mir. Hier sollte ich die nächsten Wochen verbringen? Scheiße!

Nachdem ich meine Tasche ausgepackt hatte, brachte ich meine Frau zum Ausgang. Wie mag sie sich wohl in diesem Moment gefühlt haben, ihren Mann in der Klapse[13] zurückzulassen?

---

13 Durch den flapsigen Ausdruck fiel es mir leichter, mit dem Gedanken klar zukommen, dass ich in einer psychiatrischen Klinik war.

25 – Herzlich willkommen in der Klapse

Nun war ich hier und wusste immer noch nicht recht, was mich erwartete. Wenigstens waren die letzten zwei Tage zu Hause sehr positiv verlaufen. Seit ich wusste, dass mir endlich richtig geholfen würde, ging es mir schon viel besser. Und so sollte es auch in den nächsten Tagen bleiben.

Die ersten ein, zwei Stunden blieb ich einfach in meinem Zimmer. Zu sehr ängstigte ich mich vor dem, was draußen auf mich wartete. Wie waren die Mitpatienten. Auf was für Menschen würde ich hier treffen? Kannte mich womöglich jemand? Ich hätte mir kaum etwas Schlimmeres vorstellen können, als hier in der Psychiatrie jemandem zu begegnen, den ich kannte.

Eigentlich bin ich ein sehr offener Mensch, dem es leicht fällt, auf andere zuzugehen, aber hier war das anders. Außerdem fragte ich mich, wie es überhaupt so weit kommen konnte. Ich, der erfolgreiche Banker, Oberhaupt einer wirklich tollen Familie und bis vor kurzem noch ein ambitionierter Sportler, saß jetzt hier in einer psychiatrischen Klinik. Einer Klapse. Unglaublich.

Der moderige Geruch in meinem Zimmer störte mich doch arg. Was macht man normalerweise, wenn es im Raum müffelt? Genau: Fenster aufreißen und richtig durchlüften. Nein, falsch! Das Fenster war abgeschlossen. Lediglich das Mini-Oberlicht konnte ich etwas öffnen. Was sollte das denn? Dachten die etwa, ich wolle mich hier aus dem Fenster stürzen? Zumal bei der Höhe aus der zweiten Etage nicht mehr als jede Menge Knochenbrüche und Prellungen herausgekommen wären.

Irgendwann kam dann meine Bezugspflegerin zu mir, eine kleine, sympathische Frau, vielleicht Mitte zwanzig. Vom Akzent her osteuropäischer Herkunft. Sie klärte mich ein bisschen über die Gegebenheiten wie Essenszeiten und Medikamentenausgabe auf und drückte mir einen alten, gelben

Schnellhefter mit meinem Wochenplan in die Hand. Ich staunte nicht schlecht. Ich hatte gedacht, dass hier Einzel- und Gruppentherapie auf der Tagesordnung stehen würden. Voll daneben. Genau einmal in der Woche gab es ein Gruppengespräch. Für das war ich allerdings nicht eingetragen. Einzelgespräche standen gar nicht auf dem Plan. Stattdessen fand ich dort Dinge wie Ergotherapie, Sport und Bewegung und, davon sehr viel, Freizeit.

Ich dachte, ich wäre in der Klinik, um therapiert zu werden. Stattdessen gab es Basteln, Sport und Nichtstun. Hatte ich schon erwähnt, dass ich wieder nach Hause wollte? Dass die eigentliche Therapie hier ganz anders funktionierte, verstand ich erst viel später.

Mittlerweile war ich fast zwei Stunden auf meinem Zimmer. So langsam musste ich mich einmal aus dem schützenden Rückzugsort in die feindliche Umgebung begeben. Was heißt feindlich? Eher unbekannt.

Und so schnappte ich mir eines der Bücher, die ich mitgenommen hatte, und ging nach draußen. Station 4 hatte als einzige den Luxus einer Außenterrasse, geschätzte 40 Quadratmeter groß, mit zwei großen Sitzgelegenheiten und einer Tischtennisplatte. Das Wetter war an diesem Tag sehr gut, so dass sich fast die komplette Patientenschaft dort versammelt hatte. 16 Patienten waren auf der Station in stationärer Behandlung. Dazu kamen noch zwei teilstationär Untergebrachte.

Die ersten Annäherungsversuche waren eher zurückhaltend. Ich grüßte freundlich in die Runde und suchte mir einen freien Platz, um mich direkt in mein Buch zu vertiefen. Die Leute um mich herum schienen sich gut zu verstehen und unterhielten sich angeregt. Dabei fiel mir auf, dass viele hier schlecht drauf waren und fast ausschließlich über ihre Probleme redeten. Klar, es war ja auch eine Station voller Depressiver.

Mir ging es, wie gesagt, bereits deutlich besser, seit ich wusste, dass ich in die Klinik kommen sollte. Druck und Anspannung waren abgefallen. Aber von Kontaktfreudigkeit konnte noch keine Rede sein. So fand ich selbst bis zum Abendbrot im Speisesaal noch keinen Anschluss. Für mehr als „Gib mir doch bitte mal die Butter rüber" reichte es nicht.

Nach dem Abendessen stand die Medikamentenausgabe auf dem Programm, wie auch morgens vor und nach dem Frühstück. Dort hatte ich ein weiteres Aha-Erlebnis, das mir deutlich machte, wo ich mich befand.

Erst einmal hieß es anstellen. Ich war nicht der Einzige, der seine Medikation erhalten sollte. Die nette Pflegerin gab mir die Pille direkt in die Hand. Ich wollte mich umdrehen und das Ding mit auf mein Zimmer nehmen, um es dort zu schlucken. Die Pflegerin schaute mich aber streng an und ließ nicht von mir ab. Ihr Blick sagte klar und deutlich: „Pille schlucken! Hier! Sofort!" Dass ich nicht noch die Zunge heben musste, war alles.

Da ich den Abend allein auf dem Zimmer verbrachte, dauerte es bis zum nächsten Tag, bis ich richtig Kontakt zu den anderen fand. Und ich muss sagen, dass ich in der Zeit dort wirklich viele nette Menschen mit ganz individuellen Schicksalen traf und kennen lernte, denen ich an späterer Stelle ein eigenes Kapitel widmen werde.

26 – Positive Momente

Meine gute Laune hielt noch ganze eineinhalb Wochen an. So gut war ich schon lange nicht mehr drauf gewesen. Kein Tiefpunkt, kein Ausraster, kein Zusammenbruch. Anscheinend tat mir der Abstand zum trauten Heim sehr gut. Mehrmals fragte ich mich, was ich hier unter all den Depressiven überhaupt sollte. Ständig klagte jemand über seine Probleme, so dass mir die Klinik in der Anfangszeit wie das Zentrum allen Jammers vorkam.

In meinen ersten Gesprächen mit meinen Mitpatienten erfuhr ich, dass manche von ihnen Wochen oder gar Monate auf einen Platz in der Klinik gewartet hatten. Und ich hatte nach nur zwei Tagen meinen Platz hier bekommen! War mein Zustand wirklich so dramatisch? Meiner derzeitigen Stimmung nach zu urteilen, konnte ich das gar nicht glauben.

Einen positiven Effekt des Klinikaufenthaltes bemerkte ich jedenfalls recht schnell. Bis zu meiner Einweisung war es noch so, dass abends im Bett, wenn ich allmählich zur Ruhe kam, meine Augäpfel noch wild rotierten und meine Lider zuckten. Zudem biss ich vor Anspannung ständig den Kiefer kräftig zusammen, was auf Dauer ganz schön unangenehm war. Nach wenigen Tagen in der Klinik merkte ich jedoch, wie mein völlig aufgewühlter Körper sich allmählich entspannte und immer unverkrampfter wurde. Ein gutes Gefühl.

Mittlerweile hatte ich auch schon ein paar Bekanntschaften gemacht. Und fast täglich sah ich, wie ein niedergeschlagener und weinender Mitpatient von anderen getröstet wurde. Dabei merkte ich auch, dass die Gemütszustände der Leute hier von Tag zu Tag wechselten. An einem Tag noch super drauf, saß die gleiche Person am nächsten Morgen weinend in der Ecke und wurde getröstet. Andere zogen sich an ihren schlechten Tagen auf ihr Zimmer zurück und mieden die Gesellschaft.

Einzig bei mir hielt die gute Laune anfangs konstant an. Ich weiß nicht wirklich weshalb, aber so gut drauf war ich schon seit einer Ewigkeit nicht mehr gewesen. Als hätte mich allein die Einweisung geheilt. In dieser Zeit schien es mir unvorstellbar, wieder in ein Loch zu fallen oder schlechte Tage zu haben. Aber vielleicht war meine gute Laune auch einfach nur ein Schutzmechanismus, der meinen tatsächlichen Gemütszustand verdeckte. Wer weiß.

Die freie Zeit in meinem Wochenplan nutzte ich übrigens, um wieder mit dem Sport anzufangen. Ich hatte dazu ein Paar Laufschuhe mit in die Klinik genommen, die in nächster Zeit wieder ausgiebiger getragen werden sollten.

Und so joggte ich immer wieder locker durch den nahegelegenen Stadtpark. Nicht wie früher mit einer Pulsuhr, sondern ganz ohne Druck oder Vorgaben. Einfach nur aus Spaß an der Sache, in der Hoffnung, die Glücksgefühle des Sports wiederzufinden. Das gute Wetter in dieser Zeit erleichterte mir das Ganze sehr. Aber selbst Regen hielt mich in der nächsten Zeit nicht davon ab, meine Runden zu drehen. Langsam machte mir der Sport wieder Spaß.

Mein Wochenplan war wirklich sehr übersichtlich. Dreimal in der Woche gab es eine kurze Visite: Stationsarztvisite, Oberarztvisite und eine Gruppenvisite.

Allerdings kamen die Ärzte und ihr Tross nicht, wie man es sonst aus Krankenhäusern kennt, zu einem ins Zimmer, sondern sie empfingen die Patienten nacheinander im Fernsehraum unserer Station. Dort saßen einem dann bis zu sieben Personen gegenüber. Ein Casting bei *Deutschland sucht den Superstar* ist dagegen ein Klacks.

Zudem hatte ich dreimal die Woche Ergotherapie. Dort konnte man eigentlich tun und lassen, was man wollte, solange es etwas Handwerkliches war. Holzarbeiten, Malen, Korbflechten, und und und. Eigentlich fehlte nur noch Tütenkleben zur Auswahl.

Ich entschied mich fürs Malen. Das hatte ich schon in meiner Kindheit immer gerne gemacht. Ich begann mit Aquarell-Buntstiften, die nach dem Zeichnen verwässert werden und dann wie richtige Aquarell-Bilder aussehen. Nach den ersten beiden Meisterwerken stieg ich auf Acryl-Malerei um. Das machte mir noch wesentlich mehr Spaß, und die Ergebnisse konnten sich wirklich sehen lassen. Die Malerei war eine tolle Beschäftigung, um abzuschalten und sich auf eine bestimmte Sache zu konzentrieren.

Was stand sonst noch auf dem Plan? Ach ja. Sport und Bewegung. Dort machten wir Dinge wie Ballspiele, Gymnastik, Entspannungsübungen. Nichts besonderes für einen Ex-„Supersportler" wie mich.

Für Veranstaltungen wie Gruppengespräch, Krisengruppe oder Musiktherapie, die wöchentlich nur einmal stattfanden, war ich nicht eingeteilt, was mir eigentlich auch ganz recht war.

Und so hatte ich dann nur noch zweimal in der Woche die Entspannungsgruppe auf dem Plan. Dabei wurde stets eine CD mit einem Programm für progressive Muskelentspannung eingelegt. Einfach Augen zu, den Anweisungen der netten Stimme folgen und zwischendurch die Muskeln kurz anspannen und wieder entspannen. Vielleicht kennt ja der ein oder andere Leser die progressive Muskelentspannung nach Jacobson. Wenn man das einmal macht, ist das ja okay, aber zweimal die Woche? Es kam mir bald schier zu den Ohren raus.

Wenn ich in der freien Zeit nicht laufen war, spielte ich oft mit anderen auf der Außenterrasse Tischtennis. Es ist unglaublich, wie beruhigend das sein kann!

Gerade in den ersten Tagen hatte ich immer noch mit ständigem Gedankenkreisen zu kämpfen. Pausenlos ist dabei der Kopf am Rattern, und ich zermarterte mir über alle möglichen Probleme das Hirn. Das Tischtennisspielen half aus zweierlei Gründen. Erstens musste ich mich ständig auf den Ball konzentrieren. Für den Grübelzwang blieb so kein Platz mehr im Kopf, und ich konnte alle ungewollten Gedanken und Probleme perfekt ausblenden. Zweitens unterhielten wir uns beim Spielen meist angeregt, was für zusätzliche Ablenkung sorgte. Und so half mir das Tischtennisspielen auch, mit anderen in Kontakt zu kommen. Dennoch war ich immer noch relativ zurückhaltend. Ich erzählte zwar, was mich in die Klinik gebracht hatte, aber nur sehr oberflächlich.

Übrigens hatte unsere Station wirklich nichts mit einer geschlossenen Anstalt zu tun. Auch wenn diese direkt nebenan lag. Wenn mein Wochenplan kein Programm vorsah, konnte ich die Station fast jederzeit verlassen. Ich musste mich lediglich beim Pflegepersonal vorher ab- und nach meiner Rückkehr wieder anmelden. Es sollte ja kein Patient verloren gehen.

Am ersten Wochenende durfte ich sogar schon einen Tag nach Hause, um mit Freunden zu grillen. Belastungsurlaub schimpft sich das. Mit der Zeit sollte ich immer öfter Zeit zu Hause verbringen, um zu schauen, ob ich die Belastung im häuslichen Umfeld aushalten würde. Das konnten kurze Abschnitte in Form einer Abendbrot-Befreiung sein oder gar eine Übernachtung, die in der Regel einmal die Woche möglich war. So freizügig hatte ich mir das wahrlich nicht vorgestellt. Meine Frau wohl auch nicht. Ihr wäre mehr Abstand von mir bestimmt lieber gewesen.

Schon bald hatte ich fast vergessen, wo ich überhaupt war. Doch das wurde mir eines Tages wieder bewusst, als ich vom Kiosk zurückkam, in dem ich mir gern etwas Nervennahrung kaufte. Als ich um die letzte Ecke bog, stand es direkt vor mir. Das Schild mit der Aufschrift:

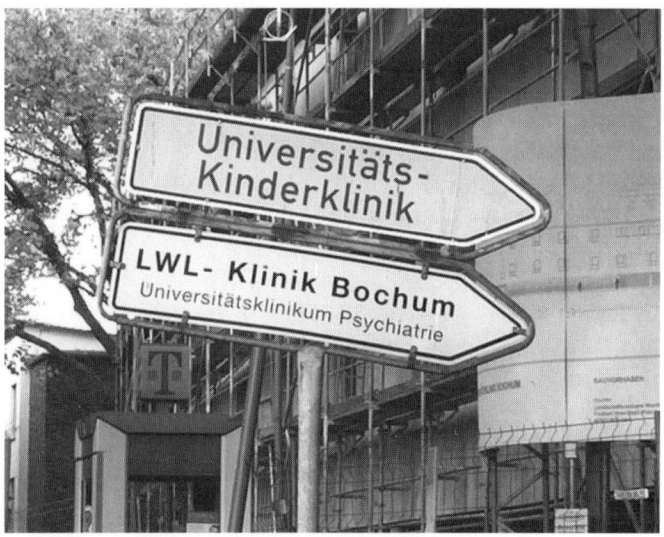

Ich blieb stehen und musste schlucken. Ja, jetzt wusste ich wieder ganz klar, wo ich untergebracht war.

27 – Der Rückschlag

Wie bereits geschrieben, war die Anfangszeit in der Klinik für mich recht positiv. Seit mehr als einer Woche hielt meine gute Laune an. Und das änderte sich auch nicht bei meinen, sagen wir einmal, Freigängen.

Apropos Freigang. Meiner Frau hatte ich gesagt, falls neugierige Nachbarn nach mir fragen würden, solle sie sagen, ich wäre im offenen Vollzug. Wegen irgendwelcher illegaler Leerverkäufe an der Börse oder so. Mein innerer Spaßvogel meldete sich erfreulicherweise zurück.

In der Psychiatrie machte ich währenddessen einige interessante Erfahrungen. Eines Nachts wurde ich wach, weil ich Wasser lassen musste. Nachdem ich wieder im Bett war, bemerkte ich, wie sich die Zimmertür öffnete, die Nachtwache, äh, Nachtschwester einen Blick in mein Zimmer warf und die Tür kommentarlos wieder schloss. Am nächsten Tag erfuhr ich dann von meinen Mitpatienten, dass das ganz normal sei. Die Pflegekraft in der Nachtschicht macht einmal in der Stunde einen Rundgang, um zu schauen, ob noch alle da sind. Ganz nach dem Motto, Vertrauen ist gut, Kontrolle ist besser. Es soll ja niemand abhandenkommen.

Außerdem hatte ich endgültig genug von dem muffigen Geruch in meinem Zimmer. Das kleine Oberlicht reichte bei Weitem nicht aus, um das Zimmer mit Frischluft zu versorgen. So ging ich schnurstracks zum Pflegepersonal, mit der Bitte, mir doch kurz die Möglichkeit zu geben, das Zimmer durchzulüften. Einmal aufschließen bitte.

Zu meinem Erstaunen war das kein Problem. Mit einem Haken allerdings: Ich musste mein Zimmer verlassen, und die Tür wurde verschlossen. Hallo? Ich war doch keiner von diesen Lebensmüden von der Geschlossenen! Ich war einer von den Guten. Aber Vertrauen gab es hier offenbar nicht – vermutlich sogar zu Recht.

Meine gute Laune wurde in dieser Zeit einzig und allein dadurch belastet, dass um mich herum ständig von Problemen geredet wurde. Es gab kaum positive Gesprächsthemen. Es war zwar schön und gut, dass man mit allen und jedem dort über seine Probleme reden und sich beratschlagen konnte. Aber den ganzen Tag lang hielt ich das nicht aus. So nutzte ich ab und zu meine Kopfhörer, um mich mit Musik von den anderen abzuschotten.

Wie wichtig diese Gespräche waren, bemerkte ich erst später. Dann nämlich, als es mir selbst schlecht ging und ich Probleme hatte. Während der ersten Tage war das für mich kaum vorstellbar. Ich dachte, mich könnte nichts mehr erschüttern. Doch am zweiten Wochenende hatte ich einen Rückfall.

Weil mein Zustand so gut war, hatte man mir einen Tag Freigang mit einer Übernachtung zu Hause genehmigt. An diesem Tag fuhren meine Familie und ich mit meiner Schwiegermutter nach Holland, um dort einen schönen Tag zu verbringen.

Dort angekommen, bummelten wir gemütlich über den Wochenmarkt, und selbst die aufgedrehten Kinder konnten mich nicht aus der Ruhe bringen. Das war in den letzten Monaten meist ganz anders gewesen. Viel zu schnell hatte ich mich aufgeregt und überreagiert. Jetzt war ich die Ruhe selbst.

Auf dem Heimweg machten wir noch einen Abstecher zu einer Sommerrodelbahn, für die ich im Internet günstig Tickets erstanden hatte. Auch hier lief alles bestens! Super! Ich war froh, dass alles – besser gesagt ich – so reibungslos funktionierte.

Dann, auf dem Weg nach Hause, kam der Rückfall. Von jetzt auf gleich, wie so oft zuvor. Auslöser war wieder irgendeine Kleinigkeit. Eigentlich waren es zwei oder drei, die zusammen kamen. Ich erspare meinen Lesern die Einzelheiten, denn die spielen eigentlich keine Rolle. Mittlerweile ist mir klar, dass meine Reaktion durch das depressiv verzerrte Empfinden entstand.

Auf jeden Fall war mein Anfall wieder so schlimm, dass ich bereits im Auto anfing zu weinen. Ich versuchte, es zu unterdrücken, weil ja die Kinder anwesend waren, doch ich schaffte es nicht. Zu Hause setzte sich das Ganze dann fort, wie in den schrecklichen Zeiten vor meiner Einweisung. Ich war mehrmals kurz davor, vorzeitig in die Klinik zurückzufahren. Und das hatte mir auch das Pflegepersonal vorher gesagt: Bei Problemen sollte ich unbedingt zurückkommen. Warum ich es nicht tat? Ich weiß es nicht. Eigentlich hätte meine Frau mich hochkant zu Hause rausschmeißen müssen.

So brachte sie mich erst am nächsten Tag zurück zur Klinik. Der Abschied war nicht schön. Ich fühlte mich furchtbar. Meine Frau stoppte den Wagen direkt vor dem Eingang, doch ich wollte nicht aussteigen, nicht zurück. Tränen schossen mir in die Augen. Ich dachte, wenn ich jetzt aussteige und dort hineingehe, ist es aus. Aus für immer.

Jedes Mal, wenn ich wieder einen dieser Tage hatte, dachte ich, jetzt sei alles zu spät, und für unsere Beziehung gäbe es keine Hoffnung mehr, weil ich alles kaputt gemacht hatte. Dadurch ertrank ich in Schuldgefühlen und Aussichtslosigkeit.

An diesem Tag waren die Gefühle aber noch viel schlimmer als sonst. Und so erlebten meine Mitpatienten mich erstmals ohne gute Laune. Mir ging es richtig schlecht, und das sah man mir an. Ich war jedoch noch keine fünf Minuten auf Station 4, als der Erste zu mir kam, fragte, was los sei, mich tröstete und versuchte, mir Hoffnung zu geben. So erlebte ich nun selbst, was ich bisher nur bei anderen Patienten mitbekommen hatte.

Es war unglaublich, wie viel Mitgefühl und Hilfe mir in diesem Moment entgegengebracht wurden. Es war ein ähnliches Erlebnis, wie an dem Tag, als mich die Freundin meiner Frau auf der Straße aufgelesen hatte. Verständnis. Mitgefühl. Wir verstanden einander und konnten nachvollziehen, was in dem anderen vorging und wie er sich fühlte. Jetzt verstand ich, worin die eigentliche Therapie in der Klinik bestand. Es waren diese Gespräche der Patienten untereinander.

28 – Menschen und Schicksale

Gerade durch diese Krisengespräche lernte ich viele Mitpatienten erst richtig kennen. Denn von dem Zeitpunkt an, als es mir schlecht ging und ich getröstet wurde, hatte auch ich Ohren und Augen für andere. Denn nicht nur mir ging es so. Auch alle anderen hatten gute Zeiten, aber eben auch ganz, ganz schlechte. Selbst bei Patienten, von denen ich mir nie hätte vorstellen können, sie einmal weinen zu sehen, kam irgendwann dieser Tag.

Und so möchte ich in diesem Kapitel etwas über die Menschen schreiben, mit denen ich in der Psychiatrie zusammenlebte. Wir waren dort 18 Leute, die grundverschiedener nicht sein konnten. Es war alles dabei, vom einfachen Staplerfahrer, der sich scherzhaft selbst als Hochstapler ausgab, bis zum Facharzt für Anästhesie. Dazwischen ich als Banker, eine Anwältin, eine Krankenschwester, sogar eine Analphabetin. Deutsche, Türken, Spanier und ein Mazedonier. Junge und Alte. Hier war jeder gleich und hatte mit ähnlichen Problemen und derselben Krankheit zu kämpfen. Ich war einer unter Gleichen. Und mir wurde bewusst, dass es durchaus noch schlimmere Schicksale gab als meines.

So wurde ich auf eine Patientin schon aufmerksam, bevor ich richtig in der Klinik angekommen war. Während ich mit meiner Frau im Aufenthaltsraum wartete, hörten wir laute Schreie. Immer und immer wieder die gleichen durchdringenden Schreie. Die dazugehörige Person lernte ich wenig später kennen. Nennen wir sie einfach Inge.

Inge hatte es wirklich schwer. Ständig überkamen sie diese Schreiattacken, die sie kaum bis gar nicht unterdrücken konnte. Tagsüber und teilweise auch in der Nacht. Das Schreien war einfach immer in ihr. Ständig musste sie dagegen ankämpfen. Meist ohne Erfolg. Dass sie sehr darunter litt, ist bei weitem untertrieben. Und das war ihr auch deutlich anzusehen. Einmal hörte ich sie sogar bei einer meiner Jogging-Runden schreien. Ich war mindestens zwei Kilometer von der Klinik entfernt.

Es dauerte ein paar Tage, bis ich mich an das ständige Schreien gewöhnt hatte. Dabei konnte man ihr ja nichts vorwerfen. Sie hatte sich ihre Erkrankung schließlich nicht ausgesucht. Ich und auch viele andere Mitpatienten hätten ihr gerne einen Teil ihrer Last abgenommen, aber mehr als ihr gut zuzureden, konnten wir leider nicht tun.

Ihr Ehemann hatte sie bereits aufgegeben. Ihm war das zu viel. Sie wurde nicht einmal von ihm besucht. Wie kann man jemanden nur verlassen, weil er krank ist? Heißt es im Hochzeitsgelöbnis nicht *In guten und in schlechten Tagen*? In Gesundheit und in Krankheit?

Als wäre das nicht alles schon schlimm genug, bemerkte Inge eines Tages, dass sie auf einem Auge nichts mehr sehen konnte. Schwarz. Nichts. Nachdem die Ärzte keine Ursache feststellen konnten, musste sie ins benachbarte Krankenhaus zur Kernspin-Untersuchung.

Dadurch erlebten wir völlig überraschend einen schönen und besonderen Moment mit ihr. Für die Untersuchung hatte sie ein Mittel zur Beruhigung bekommen, das sie völlig veränderte. So kam ihr wahres und ursprüngliches Wesen zum Vorschein: ein fröhliches und ganz und gar positives. Es war ein wunderschönes Gefühl, sie einmal richtig lachen zu sehen und zuzuhören, wie sie Späße machte, was sonst nie der Fall war. Leider war dieses Medikament keines, das man täglich und dauerhaft nehmen kann, weshalb diese Hochphase nur einen halben Tag anhielt. Danach begannen ihr Schreien und Leiden von Neuem.

Ein Patient war fast immer für sie da: unser Mazedonier. Er besorgte Schokolade oder einen Kaffee, wenn es ihr schlecht ging und versuchte auch sonst, ihr zu helfen. Und das, obwohl er nur ganz schlecht deutsch sprach und selbst mit einer starken Depression zu kämpfen hatte. Wie ich später erfuhr, hatte er das bisschen Deutsch, das er konnte, erst in der Klinik gelernt. Aber ein großes Herz verständigt sich auch ohne Worte. Er war ein Beispiel dafür, dass man sich von dem Erscheinungsbild oder den Sprachkenntnissen eines anderen nicht täuschen lassen sollte. Man sieht nie, was in einem Menschen steckt.

Ich hatte mit ihm viele tief gehende Gespräche und viel Spaß beim Tischtennisspielen. Auf seine Art machte er mir und anderen immer wieder Mut. „Du musst immer glauben an Gutes, dann kommen", ist nur ein Beispiel seiner Weisheiten. Trotz der Sprachbarriere konnte er Dinge gut vermitteln. Als er uns nach einiger Zeit verließ, war ich wirklich sehr traurig.

Dann war da der Anästhesist, den ich bereits erwähnte. Anfangs war ihm seine Depression deutlich anzumerken. Er war meist niedergeschlagen und in seine Probleme vertieft. Es kam aber ein Punkt, an dem er Klarheit über sein Leben erlangte. Von da an ging es stetig bergauf.

Die Klarheit bestand für ihn darin, dass er von der Klinik nicht wieder nach Hause zu seiner Familie ziehen würde. Denn die Krankheit, mit der er bereits seit Jahren kämpfte, hatte seine Ehe zerstört. Er fuhr lediglich nochmal für einen Tag nach Hause, um mit einem Freund seine Habseligkeiten zu holen. Es kam mir jedoch vor, als wäre dieser Schlussstrich eine Erleichterung für ihn, auch wenn es ihm wohl erst wehtat.

An meinem ersten Tag in der Klinik unterhielt sich der Anästhesist angeregt mit einem anderen Patienten. Diesen hatte ein Hausbau-Projekt in seine Depression gerissen. Ständig zermarterte er sich den Kopf darüber, was noch alles zu tun sei und wie er die Aufgaben bewältigen sollte. Er hatte sich einfach viel zu viel aufgehalst und wurde psychisch nicht mehr damit fertig.

Nachdem er auf mich anfangs einen sehr guten Eindruck gemacht hatte, fiel er immer wieder in ein Loch, wobei auch sein zweites Problem auftrat: Alkohol. Zur Beruhigung griff er dann in seinen Krisen mehrmals zur Flasche. Ich hoffe für ihn, dass mit der Fertigstellung seines Hauses inzwischen auch seine Krankheit und die damit verbundenen Probleme wieder verschwunden sind.

An einem seiner schlechten Tage versuchte ich, ihm Hoffnung und Zuversicht zu geben, wie auch er es bei mir getan hatte. Wir waren einander Patient und Therapeut zugleich. Jeder war für den anderen da.

Natürlich konnte man das nicht von allen Patienten sagen. Man musste sich schon darauf einlassen und die Hilfe der anderen annehmen.

Eine Patientin beispielsweise sah man so gut wie gar nicht. Tag und Nacht war sie nur auf ihrem Zimmer. Nicht umsonst bekam sie den Spitznamen „Die Schläferin". Zum gemeinsamen Essen sahen wir sie auch nur ganz selten, und mit anderen gesprochen hat sie ebenfalls nicht. Ich würde sie nicht als unwillig beschreiben, aber bei dem begrenzten Angebot an Therapieplätzen hätte jemand anders ihren Klinikplatz sicher besser nutzen können.

Da war eine andere Patientin schon redseliger. Sie war die erste Analphabetin, die ich in meinem Leben kennen lernte. Auf jeden Fall die erste, die es offen zugab und keine Probleme damit hatte. Sie konnte also weder lesen noch schreiben. Dafür redete sie umso mehr. Manchmal sogar ein bisschen zu viel. Aber auch sie hatte es schwer, denn sie litt unter heftigen Angstattacken. Vor allem, wenn sie allein zu Hause war. Sogar wenn sie schon wieder in der Klinik war, hielten die Attacken noch an. Sie zitterte dann am ganzen Körper und war kaum ansprechbar.

Irgendwann wusste ich auch, von wem damals bei meiner Ankunft die Müsli-Krümel im Aufenthaltsraum stammten: von der Anwältin. Es kam durchaus öfter vor, dass sie ihren Müll nicht wegräumte und die anderen Patienten damit verärgerte. Bei mir machte sie sich arg unbeliebt, als sie einmal beim Mittagessen ein Stück Fisch zu viel aß. Mein Stück. Es gab halt Patienten, mit denen man besser oder schlechter klar kam.

Mit einem Spanier kam ich beispielsweise nicht gut zurecht. Er lebte und arbeitete seit über 30 Jahren in Deutschland, sprach aber trotzdem total unverständlich. Das lag jedoch weniger an seinem Wortschatz, als vielmehr an seiner Sprechgeschwindigkeit. Deshalb taufte ich ihn irgendwann „Das Maschinengewehr" oder einfach nur Bababa.

Mit ihm und seinen oft komischen Sprüchen und Bemerkungen konnte ich nicht viel anfangen. Außerdem nervte es mich, dass er sich mit seinen Wort-Salven in fast jedes Gespräch einmischte.

Eine andere Mitpatientin wollte uns immer mal wieder klar machen, dass sie keine Essstörungen habe, was jedoch sehr unwahrscheinlich war. Ich kann das Gewicht von Menschen schlecht schätzen, denke aber, sie wog mehr als 200 Kilo. Auf Grund ihrer Körperfülle musste sie seitlich durch Türen gehen und passte nicht in die Gartenstühle auf unserer Terrasse. Diese hätten ihr Gewicht aber auch beileibe nicht ausgehalten. Ich habe mich immer gefragt, wie sie auf unseren etwa 1 Quadratmeter kleinen Toiletten zurecht kam. Aber vermutlich war ihre Wahrnehmung tatsächlich so verzerrt, dass sie glaubte, keine Essstörung zu haben.

Da kann ich wesentlich besser damit umgehen, wenn jemand offen zu seinem Gewichtsproblem steht, so wie eine andere, sehr nette Patientin es tat. Nicht vergessen werde ich ihren lockeren Spruch, als es draußen wieder mal sehr heiß war: „Das ist Tauwetter für Dicke."

Meist traf ich sie gut gelaunt beim Stricken an. Aber auch sie hatte mit ihrer Krankheit und ihren Problemen zu kämpfen. Unter anderem legte ihr fieser Exmann ihr ständig irgendwelche Steine in den Weg. Auch bei ihr bewahrheitete sich, was ich bereits geschrieben habe: Man darf Menschen nie nach ihrem Äußeren beurteilen, denn man weiß nicht, was dahinter steckt. Auch sie hatte ein ganz, ganz großes Herz, mit dem sie mir in so manchem Tief beistand. Immer einen Blick und ein Ohr für die, denen es schlecht ging. Sie gehört zu den Menschen in der Klinik, die mir in der Zeit dort sehr geholfen haben und sogar ans Herz gewachsen sind.

Unsere älteste Mitpatientin war für mich „Die Weise". 79 Jahre alt und trotzdem jung geblieben. Nicht die typische Oma mit altbackener Kleidung, die nach Mottenkugeln riecht, und grauem oder weißem Haar. Ihr Äußeres war immer sehr gepflegt, da legte sie größten Wert darauf. Getönte Haare, schicke Kleidung. Ja, ein bisschen eitel war sie auch. Aber mir haben vor allem ihre inneren Werte imponiert. Ich mag Menschen, die kein Blatt vor den Mund nehmen und geradeaus sind. Und so war sie. Es war immer eine große Freude, sich mit ihr zu unterhalten. Nicht selten sorgte sie für Erheiterung in der ganzen Gruppe.

Aus Prinzip und Überzeugung nahm sie keine Medikamente, und ihr Butterbrot aß sie gerne mit extra viel Wurst. Klar, dass ich das bei meinem wöchentlichen Küchendienst berücksichtigte und ihr die ein oder andere Scheibe mehr hinlegte.

Doch auch sie hatte schwer zu kämpfen. Sie wurde einfach nicht damit fertig, dass ihr geliebter Mann, mit dem sie fast 50 Jahre verheiratet war, gestorben war. Nach einem Behandlungsfehler. Manchmal hegte sie sogar Mordgelüste gegenüber dem Arzt, der ihren Mann trotz ihrer Hinweise falsch behandelt hatte. Und so führten wir mit ihr nicht nur fröhliche Gespräche, sondern auch solche, in denen es um Sinn oder Unsinn solcher Gedanken ging.

Es gab natürlich noch weitere, einzigartige Charaktere in meiner Zeit dort. Auch wenn ich nicht mit allen gleich gut klar kam, bin ich meinen Mitstreiterinnen und Mitstreitern sehr dankbar für das, was sie in der Zeit für mich getan haben. Nämlich mehr, als jeder Arzt in dieser Klinik.

29 – Klarheit

Nun aber zurück zu mir und dem Wochenende mit meinem ersten Rückfall seit knapp zwei Wochen. Er sollte nicht mein einziger bleiben, aber er läutete die zweite Hälfte meines Klinikaufenthaltes ein.

Das besagte Wochenende zog mich wirklich wieder sehr hinunter. Zwei Wochen war es mir so gut gegangen wie schon lange nicht mehr. Danach dafür umso schlechter. Diese Phase dauerte von Samstag bis Dienstag. Alles kam zurück, vor allem meine Verlustängste. Ich war der festen Überzeugung, dass ich meine Frau jetzt für immer verloren hatte, dass sie es nicht länger mit mir aushielt.

Zweimal musste ich die Hilfe und Seelsorge des Pflegepersonals in Anspruch nehmen, und auch manche Patientin und mancher Patient kümmerte sich rührend um mich. Doch meine Gefühle der Angst, Schuld und Aussichtslosigkeit nagten kräftig an mir.

Bei der letzten Visite, kurz vor dem Wochenende, war mir wegen meines sehr guten Zustands noch in Aussicht gestellt worden, in ein bis zwei Wochen entlassen zu werden. Aber jetzt? Ich dachte, ich käme nie wieder nach Hause. Vielleicht irgendwohin, aber nicht zurück zu meiner Frau. Ich war der festen Überzeugung, dass die Depression und mein damit verbundenes Verhalten an diesem Wochenende unsere bröckelige Beziehung endgültig zerstört hatten.

Ausgerechnet am Dienstag nach dem besagten Wochenende stand dann auch noch ein Paar-Gespräch mit meiner Frau und der Stationsärztin an, das die Ärztin angeregt hatte. Würde es für meine Frau ein besseres Umfeld als die Klinik geben, mir mitzuteilen, dass es aus sei? Wohl kaum. Das konnte, nein, es musste *die* Möglichkeit sein, mir ihre Entscheidung mitzuteilen. Hier wäre ich für den absehbaren Zusammenbruch in bester Obhut, die Ärztin direkt dabei, beruhigende Medikamente in nächster Nähe. Ich war mir so sicher, dass sie diese Möglichkeit nutzen würde.

Direkt zu Beginn des Gesprächs stellte die Ärztin die alles entscheidende Frage. Noch bevor es richtig los ging, wollte sie das größte aller Fragezeichen beseitigen.

„Ist für Sie eine Trennung zurzeit ein Thema?"

Mir rutschte das Herz in die Hose. Mein Inneres bebte. Ich hielt die Aufregung kaum noch aus. Zu meinem Erstaunen richtete die Ärztin die Frage nicht nur an meine Frau, sondern auch an mich.

„Natürlich nicht, ich liebe meine Frau!" So hätte meine ausführlichere Antwort lauten sollen. Wenn ich mich recht erinnere, brachte ich nicht mehr als ein kurzes Nein über die Lippen.

Soviel dazu. Aber was war die Antwort meiner Frau? Sie war ebenfalls kurz und knapp: Nein.

Ich konnte es erst kaum glauben, was sie da sagte. Nein? Ich war doch so davon überzeugt, dass sie hier und jetzt den Schlussstrich ziehen würde. Nein?

Die Synapsen meines Gehirns brauchten ein paar Momente, bis sie die Antwort wirklich verstanden hatten und zuordnen konnten. Nein!

Nachdem ich es endlich begriffen hatte, fielen mir wahre Tonnen von Stein vom Herzen. Tonnen, die mich in den letzten Tagen belastet und nach unten gezogen hatten. Nein! Sie wollte sich nicht von mir trennen! Ich konnte mein Glück kaum fassen.

Was wir danach beredeten, war eigentlich zweitrangig. Ich hatte das gehört, was ich nie mehr für möglich gehalten hätte. Zudem hatten wir viele andere Punkte auch schon unter uns angesprochen. Vielleicht half aber der Rahmen des Gesprächs zusammen mit der Ärztin, ihnen noch mehr Nachdruck zu verleihen.

Es wurde viel besprochen, aber das eine Wort, dieses eine Nein meiner Frau, gab mir ganz, ganz viel Auftrieb und Rückenwind. Auf einmal stellte sich für mich alles ganz anders dar als gedacht. Meine Frau war weiterhin bei mir. In der Zeit meines Klinikaufenthaltes zwar nicht räumlich, aber im Herzen.

Vielleicht mag sich der ein oder andere Leser fragen, warum ich diesen Punkt nicht direkt und allein mit meiner Frau geklärt hatte, warum ich sie nicht selber gefragt hatte. Die Erklärung ist relativ einfach: Aufgrund meiner verzerrten Wahrnehmung und meines irrationalen Denkens war ein normales Gespräch unter Eheleuten seit Wochen nicht mehr möglich gewesen. Meine Frau konnte mir sagen, was sie wollte, ich gab mich nie damit zufrieden, oder ich glaubte es nicht. Sagte sie nichts, war auch das falsch.

Die Fähigkeit zu einer normalen Kommunikation mit ihr kam erst jetzt so langsam wieder zurück, nachdem mir dieser tonnenschwere Ballast genommen worden war.

Dieses Gespräch war nicht das einzige, was mir in diesen Tagen den Weg zur Genesung freigemacht hatte. Zu dieser Zeit las ich das Buch „Feeling Good: Depressionen überwinden" von dem renommierten Professor David D. Burns für Psychiatrie und Verhaltenswissenschaften. Es ist ein Selbsthilfebuch für Menschen, die an einer Depression leiden. Ein anderer Patient, der Anästhesist, hatte es mir empfohlen, und kaum hatte ich in seinem Exemplar kurz Probe gelesen, bestellte ich es ebenfalls.

Dieses großartige Buch hat mir in vielen Belangen die Augen geöffnet, und erst durch das Lesen darin verstand ich meine Krankheit und mein verzerrtes Denken und Empfinden wirklich. An dem Tag nach dem Paar-Gespräch hatte ich einen echten Aha-Effekt. Ausschlaggebend war das Kapitel „Die Ursache von allem". In einem Fallbeispiel ging es um das eigene Anspruchsdenken und die Sucht nach Anerkennung und Liebe.

Darin wurde ganz klar aufgezeigt, wie ein Depressiver jede Situation entsprechend seiner verzerrten Sichtweise interpretiert und für alles eine „rationale" Erklärung findet. Dadurch erkannte ich eine der eigentlichen Ursachen meiner Depression. Ich dachte: „Wenn ich nicht von anderen geliebt werde, bin ich nichts." Mein Selbstwertgefühl war also fast ausschließlich von äußerer Zuneigung abhängig geworden.

Ich dachte stundenlang über diese Erkenntnis nach. Und begriff immer mehr die Reichweite, die das Geschriebene für mich hatte. Es war, als hätten sich die tiefgrauen Wolken in meinem Kopf schlagartig verzogen. Dies war ein großer Schritt für mich aus der Depression.

Es ist schon erstaunlich: Ich hatte bereits über 200 Seiten in diesem Buch gelesen und auch viele interessante Aspekte dabei gefunden. Aber letztlich waren es diese gerade mal zwei Seiten, die einen richtigen Aha-Effekt auslösten und mich wieder klar sehen ließen.

Wer jetzt denkt „Toll, dann ist er ja jetzt so gut wie geheilt" liegt leider falsch. Das war ich natürlich nicht. Auch in der nächsten Zeit hatte ich noch richtig schlechte Tage. Aber während ich bisher nach einem Zusammenbruch zwei bis drei Tage lang für nichts zu gebrauchen war, kam ich jetzt schneller aus meinen Tiefs wieder heraus. Meist noch am selben Tag.

Zudem half mir eine Umstellung der Medikation auf ein anderes Präparat. Das abgesetzte Medikament hatte über Wochen nicht die gewünschte Wirkung gezeigt, stattdessen aber unangenehme Nebenwirkungen ausgelöst. Es war das erste Mal seit langem, dass ich in kurzer Zeit so viele positive Momente hatte.

Das nächste Tief nach etwa einer Woche konnte ich prompt viel besser bewältigen und kam nach erstaunlich kurzer Zeit wieder heraus. Der Auslöser war diesmal, dass ich die Einsamkeit und Trennung von zu Hause nicht mehr aushielt. Von heute auf morgen fühlte ich mich in der Klinik, die jetzt schon fast drei Wochen lang mein Heim war, ganz und gar unwohl. Verstärkt wurde diese Abneigung durch ein Erlebnis, das mir einmal mehr klar machte, wo ich eigentlich war. Ich hatte ja schon erwähnt, dass die geschlossene Station direkt nebenan war, und das Pflegepersonal nutzte den Waschraum auf unserer Station.

Als ich eines Abends dort duschte, stachen mir sofort die komischen Dinger ins Auge, die dort zum Trocknen hingen: Gurte, mit denen die Problempatienten am Bett fixiert werden. Ich hielt kurz inne, schluckte und musste den Kloß erst einmal verdauen, der mir da serviert wurde. Ja, ich war in einer Psychiatrie. Vielen Dank für den deutlichen Hinweis.

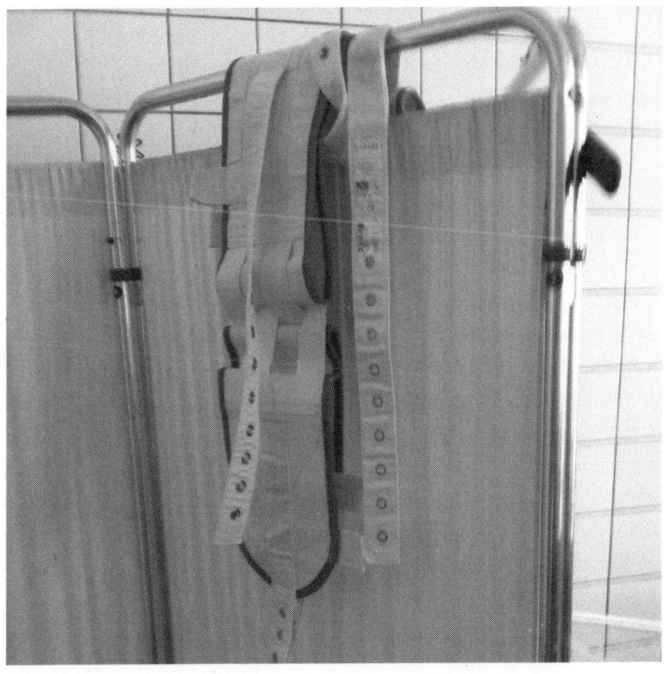

Nicht schön zu wissen, dass die Dinger auf der Station nebenan stets in Gebrauch waren.

Doch diese kurze Phase meisterte ich, wie gesagt, besser als alle Tiefpunkte bisher. Und so war auch die Entlassung aus der Psychiatrie wieder in greifbare Nähe gerückt. Dieser Tag kam dann sogar noch früher als gedacht, denn es wurde dringend ein Platz für eine neue Patientin gebraucht, und ich war der einzige Kandidat, den man wegen „guter Führung" vorzeitig entlassen konnte.

Kurz vor dem Wochenende fragte die Ärztin mich, ob ich mir eine kurzfristige Entlassung vorstellen könne. Ich war etwas perplex. So früh hatte ich nicht damit gerechnet, und irgendwie fühlte ich mich auch noch nicht fit genug. So vereinbarten wir, dass ich erst einmal das Wochenende größtenteils zu Hause verbringen sollte, um mir die letzte Sicherheit zu holen.

Das Wochenende verlief problemlos: Keine Zwischenfälle, kein Streit mit meiner Frau, kein Zusammenbruch. Als ich am Montagmorgen mit der Stationsärztin wegen meiner Entlassung reden wollte, kam sie mir auf dem Gang von Station 4 entgegen. Sie war schon auf der Suche nach mir.

Dann ging alles ganz schnell.

Ich berichtete, dass am Wochenende alles nach Plan gelaufen war und ich in den nächsten Tagen gern entlassen werden würde. Doch die Ärztin fragte mich, ob etwas gegen eine Entlassung noch am selben Tag sprechen würde. Praktisch sofort! Ich war völlig von den Socken.

So konnte ich direkt auf mein Zimmer gehen, um meine Habseligkeiten zusammenzusuchen und meine Sachen zu packen. Dafür brauchte ich maximal eine Viertelstunde. Nebenher rief ich noch kurz meine Frau an, überbrachte ihr die gute Nachricht und bat sie, mich mit dem Auto abzuholen.

Es dauerte vielleicht noch eine halbe Stunde, bis ich meine Papiere bekam, dann war alles erledigt. Ich konnte gehen. Nach fast vier Wochen endlich wieder zurück nach Hause, zurück zu meiner Familie.

30 – Wieder daheim

Zu Hause angekommen, hieß es dann für mich, wieder mit dem normalen Familienalltag klar zu kommen.

An meinen Job war noch nicht wieder zu denken, dafür war mein Zustand noch zu instabil. Die Klinik hatte mich schließlich nicht geheilt, sondern nur soweit wiederhergestellt, dass ich keine Gefahr mehr für mich selbst darstellte (Suizidgedanken) und im Alltag zu Hause wieder einigermaßen zurechtkommen konnte. Auch wenn ich jetzt wieder öfter an meine Arbeit dachte und gern wieder richtig losgelegt hätte, war das rational gesehen bei weitem noch nicht möglich. Also musste ich zunächst weiter an meiner Genesung arbeiten.

Zwischenzeitlich hatte ich nämlich immer noch schlechte Tage. Tage, an denen ich erst im Nachhinein die Lage objektiv und rational einschätzen konnte. Im Nachhinein, also zu spät. Dann, wenn das Kind schon längst in den Brunnen gefallen war. Doch diese Phasen dauerten jetzt nur noch wenige Stunden, statt, wie vor dem Klinikaufenthalt, Tage.

Auch meine Ängste kamen immer mal wieder durch. Meist waren es Kleinigkeiten, die sie auslösten. Doch von Woche zu Woche konnte ich sie besser im Zaum halten und verarbeiten.

Meine Frau hatte mit diesen Phasen aber immer noch sehr zu kämpfen. In den letzten Wochen und Monaten hatte ich gar nicht mitbekommen, wie sehr die Situation ihr zugesetzt hatte. Auch sie litt stark unter meiner Krankheit, und fast hätte es sie ebenfalls in eine Depression gerissen. Da mein Fokus nur auf meine Krankheit und meine Probleme gerichtet war, hatte ich für die Belange meiner Frau kein Gefühl mehr.

Hilfe bekam ich nach meiner Entlassung wieder von meinem Psychiater und meiner Therapeutin. Was meine Verhaltenstherapie anging, hatte es vor dem Klinikaufenthalt ja gerade einmal für das Erstgespräch gereicht. Mein Therapieplatz wurde mir aber zum Glück freigehalten. So ging es in den nächsten Wochen erst richtig damit los. Und ich hatte eine sehr nette, aber vor allen Dingen kompetente Therapeutin erwischt.

Ihretwegen weiß ich mittlerweile, dass meine Verlustängste zum Teil darauf beruhen, dass ich in meiner Kindheit und Jugend ständig mit der Angst lebte, meine Eltern könnten sich trennen. Sie stritten immer wieder ziemlich heftig miteinander, was ich natürlich mitbekam. Eltern meiner Freunde waren bereits geschieden, und so war die Angst vor einer Trennung meiner Eltern über viele Jahre allgegenwärtig. Jetzt hatte ich also endlich die Möglichkeit, die Vergangenheit zu verarbeiten. Wenn man dies nicht tut, können diese Ängste immer wieder hochkommen.

Nach etwa vier Wochen war ich bereits frohen Mutes, meine Arbeit bald wieder aufnehmen zu können. Doch mein Arzt bremste mich erneut und machte mir klar, dass es dafür definitiv noch zu früh sei.

Er nahm mir damit zwar arg den Wind aus den Segeln, doch er war schließlich der Experte. Und rückblickend stimme ich ihm absolut zu. Damals dachte ich zwar oft „Wow, geht's mir wieder gut", musste nach einiger Zeit aber meist feststellen, dass es doch noch nicht so gut war, wie ich es subjektiv wahrnahm.

Zudem wartete ich immer noch auf die Genehmigung einer Rehabilitationsmaßnahme, kurz Reha oder Kur genannt. Nach dem Willen meiner Ärzte hätte diese so schnell wie möglich nach dem Klinikaufenthalt starten sollen, doch die Mühlen der Rentenversicherung mahlen nun mal … besonders sorgfältig. Ich habe die lieben Leute dort so oft wegen der Genehmigung angerufen und genervt, bis ich einen netten Brief bekam, dass ich von telefonischen Rückfragen bitte absehen möge.

Und so dauerte es noch bis Ende Oktober, bis der Bewilligungsbescheid endlich eintrudelte. Das war erst einmal eine gute Nachricht. Doch der Inhalt des Schreibens schockierte mich doch etwas. Eigentlich hatte ich mit maximal vier Wochen

Reha gerechnet, bewilligt wurden jedoch sechs Wochen. Schon wieder wochenlang fern der Heimat, weg von Familie, Freunden, halt von allem, was einem lieb ist. Den Klops musste ich erst verdauen, bis mir klar wurde, dass die Dauer wohl mit der Schwere meiner Erkrankung zusammenhing.

Doch auf den ersten kleinen Schreck folgte direkt der nächste. Fix griff ich zum Telefon, um mich mit der Klinik bezüglich des Anreisetermins in Verbindung zu setzen. Ich wollte schnell mit der Reha starten, am besten morgen, schließlich hatte ich schon so lange darauf gewartet. Ich weiß, morgen ist übertrieben, aber zeitnah wäre schön gewesen. Doch die nette Dame am anderen Ende der Leitung stellte mir Mitte Dezember in Aussicht. Was? Noch einmal sechs Wochen warten? Das konnte doch alles nicht wahr sein. Hallo? Ich wollte gesund werden, und zwar schnell!

Es blieb mir nichts anderes übrig, als mich weiter in Geduld zu üben. Ich sagte der Dame vom Belegungsbüro aber noch, dass sie mich jederzeit anrufen könnte, wenn außerplanmäßig ein Platz frei würde. Ich würde auch innerhalb von ein oder zwei Tagen anreisen.

Alles in allem waren diese Tage recht frustrierend für mich. Ich kam mir vor wie ein Stier vor dem Stierkampf, der schon heiß gemacht wurde. Doch das Tor öffnete sich nicht, und ich kam nicht rein in die Arena.

Und wer ein bisschen rechnen kann, hat auch schon etwas bemerkt. Start der Reha-Maßnahme etwa Mitte Dezember, Dauer sechs Wochen. Richtig! Weihnachten und der Jahreswechsel fielen also voraussichtlich in meine Reha-Zeit. Nicht nur sechs Wochen lang weg von den Liebsten, sondern auch noch die Weihnachtsfeiertage und Silvester. Das war für mich ein wirklich harter Brocken. Und eine Beurlaubung sollte nicht möglich sein.

Das Ganze habe ich dann damit abgehakt, dass dieses Jahr schon so miserabel gelaufen war, dass es darauf jetzt auch nicht mehr ankam. Ich konzentrierte mich weiter auf meine

Genesung und nutzte meine wöchentlichen Gespräche mit meiner Therapeutin.

Und es war dann schon fast Ende November – mir ging es mittlerweile wesentlich besser und die Therapie zeigte deutlich ihre Wirkung –, als der überraschende Anruf von der Reha-Klinik kam. Es wäre kurzfristig ein Platz frei geworden, den ich nächsten Dienstag übernehmen könnte! Wer hätte das gedacht, dass sich meine Hartnäckigkeit doch auszahlte? So konnte ich die Reha drei Wochen vor meinem eigentlichen Anreisetermin antreten. Doch brauchte ich die Reha eigentlich noch? Mir ging es doch schon so gut. Dachte ich.

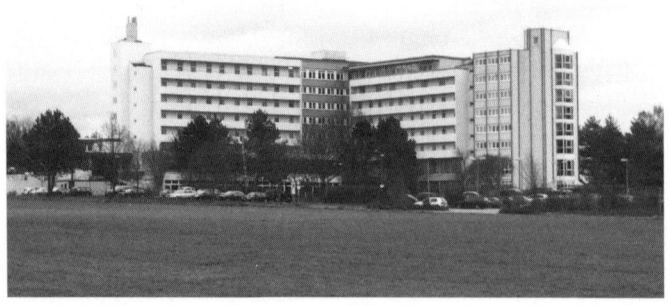

Die Reha-Klinik in den Kasseler Bergen.

31 – Reha, oder der letzte große Schritt

So war er also gekommen, der lang ersehnte Beginn meiner Reha. In die Kasseler Berge sollte es gehen. Ein Blick bei google-Maps zeigte mir … Nichts. Sagen wir mal, fast nichts. Der kleine Ort bestand aus etwa fünf Stichstraßen, die Klinik etwa ein oder zwei Kilometer davon entfernt einsam und allein auf einem Berg. Sechs Wochen im Nichts, ganz fokussiert auf sich und seine Probleme.

Probleme ist ein gutes Stichwort. Mit ging es zwar mittlerweile schon viel besser, aber die Beziehung zu meiner Frau war immer noch angeknackst. Sie war sich ihrer Gefühle zu mir einfach nicht sicher, und die Reha war fast unsere letzte große Chance. Es konnte nur von Vorteil sein, sich über eine längere Zeit nicht zu sehen, zu sich zu kommen und sich in Ruhe klar darüber werden zu können, was man für den anderen noch empfindet und fühlt. In den letzten Wochen seit dem Klinikaufenthalt war dies kaum möglich gewesen, da ich ja ständig zu Hause und wir damit die meiste Zeit zusammen gewesen waren.

Aber ich hatte doch schon etwas Panik, dass die Reha nicht den gewünschten Effekt bringen könnte und die Gefühle meiner Frau für mich durch die örtliche Trennung nicht wieder geweckt würden.

Diese Hängepartie setzte mir sehr zu. Ich war mir sicher, was ich wollte, nämlich, dass es bei uns aufwärts und weiter geht. Und meine Frau? Ein großes Fragezeichen. Dementsprechend war ich es, der bei unserem Abschied ein paar Tränen verdrückte. Die Augen meiner Frau blieben trocken. Ich glaube, sie war froh, dass ich jetzt wieder länger weg war …

Doch ich nahm alle Kraft zusammen und war hoch motiviert, die Reha optimal zu nutzen. Da anknüpfen, wo ich zuhause angefangen hatte: Hart an mir arbeiten. Gesund werden. Die Depression, das Schlimmste, was ich je erlebt hatte, wieder gänzlich loszuwerden.

Im Gepäck hatte ich also viel Energie und Optimismus, aber auch ein großes Problem: das Beziehungsproblem. Dass dies in der Reha nicht zu lösen war, wurde mir schnell klar, besser gesagt, klar gemacht.

Ich habe mir vorher allerhand vorgestellt, was dort geschieht: Einzeltherapie, Gruppengespräche, Werkeln, Malen und noch viel mehr. Es war dann aber doch ganz anders als in meiner Fantasie.

Klar, das wöchentliche Einzelgespräch mit meiner Bezugstherapeutin und zweimal eineinhalb Stunden Gruppentherapie in der Woche gehörten zum Standardprogramm. Dazu kamen noch Dinge wie die Bewegungstherapie, die nicht viel mit körperlicher Bewegung zu tun hat (eher mit dem Geist), die Genussgruppe (bewusstes Fühlen, Riechen, Schmecken etc.) und zu meiner Freude: ganz viel Sport! Vor der Reha habe ich den Sport ja schon therapeutisch genutzt, und auch die aufnehmende Ärztin hier war der Meinung, dass mir das sehr gut tun würde. So bekam ich fast ausschließlich sportliche Aktivitäten verschrieben. Ich sollte fleißig weiter laufen, schwimmen und Rad fahren. Dazu stand unter anderem Funktionelles Training (Krafttraining), Badminton und Boxen auf meinem Wochenplan.

Gerade das Boxen kann ich sehr empfehlen. Es war das erste Mal in meinem Leben, dass ich gegen einen Sandsack geprügelt habe, und es hat viel Spaß gemacht. Einfach mal auf alle Sorgen und Probleme einschlagen, Wut herauslassen. Das Boxen dauerte immer nur eine Viertelstunde. Nach 10 Minuten war ich aber meist schon total fertig und musste aufhören.

Sehr schön war, dass die Klinik ein 25-Meter-Becken im Keller hatte. Das nutzte ich mindestens zweimal in der Woche, um meine Bahnen zu ziehen. Und obwohl ich seit meinem Unfall Mitte 2010 kaum geschwommen war, fiel es mir bald wieder angenehm leicht. So bin ich dann immer zwischen drei oder vier Kilometer geschwommen. Einmal, einfach nur zum Spaß, habe ich getestet, wie lang ich momentan am Stück kraulen kann und war selbst überrascht, dass die Arme erst nach 248 Bahnen und 6.200 Metern nicht mehr wollten. Ja, Triathleten sind manchmal wirklich bekloppt, zwei Stunden Kraulen nur zum Spaß …

So vergingen die ersten eineinhalb Wochen wie im Flug. Ich merkte schnell, dass ich mein Beziehungsproblem hier nicht lösen konnte, aber der Sinn der Reha war ja auch ein anderer: Erstens, gesund zu werden und zweitens, etwas – besser noch ganz viel – für mich selber zu tun. Die letzten Reste meiner Krankheit loswerden und mein Selbstwertgefühl wieder aufbauen.

In der ersten Zeit versuchte ich das besonders intensiv, so dass es mir schnell besser ging. Doch dann machte sich eine gewisse Ernüchterung breit. Als ich in unserer Gruppensitzung von meiner Situation und meinen Problemen erzählte, gab es von den anderen kein Feedback, was mich weitergebracht hätte. Eigentlich gar keins. Und so haderte ich nach eineinhalb Wochen damit, ob und was mir die Reha noch bringen könnte. Und ich fiel in ein verdammt tiefes Loch.

Mir war bereits vor Antritt der Reha klar gewesen, dass mir vermutlich nochmal ein Rückschlag bevorstehen würde. Aber nicht wann und wie. Von jetzt auf gleich, innerhalb weniger Augenblicke, kippte meine Stimmung, und mir gingen wieder Tausende Dinge durch den Kopf. Ein großer Teil bezog sich – natürlich – auf meine Beziehungsprobleme.

Die Ungewissheit über unsere Zukunft fraß mich auf. Ich wusste ja, was ich wollte, doch meine Frau, so empfand ich es, ließ mich zappeln. Eine Situation, die mich krank hielt. Ich war mir sicher, dass ich erst wieder richtig gesund werden könnte, wenn hier Klarheit herrschte.

Dieses Tief, oder nennen wir es hier mal Sinnkrise, hielt ziemlich genau eine Woche an. Für mich eine Ewigkeit. Ich war völlig fertig, am Boden. Aber täglich wurde ich von lieben und sehr herzlichen Mitpatienten aufgebaut. Sie hörten sich meine Probleme und Gedanken geduldig an und sprachen mir Mut zu. Es ist unglaublich, was diese Hand voll Leute in diesen Tagen für mich getan hat.

Laut meiner Bezugstherapeutin war diese Phase allerdings nicht wirklich ein Tief, sondern eine Zeit des Verarbeitens und Aufarbeitens. Eine sehr tränenreiche und intensive Angelegenheit. Mitte der Woche hatte ich mein Einzelgespräch mit der Therapeutin. Das war der erste große Schritt aus der Krise, nein, aus den letzten Wirrungen meiner Krankheit.

Ich erzählte ihr alles, was mir während der letzten Tage durch den Kopf gegangen war. Im Vordergrund stand die Wut, die ich dabei auf meine Frau entwickelt hatte. Das war das erste Mal überhaupt, dass ich ihr gegenüber so etwas wie Wut empfand. Ich fühlte mich so ungerecht behandelt. Schließlich tat ich seit der Diagnose der Depression alles, um sie zu überwinden: Klinik, Therapie, Reha. Außerdem las ich eine Menge Fachliteratur zur Selbsttherapie. Und was machte sie? Sie ließ mich zappeln, wie einen Fisch an der Angel.

Dabei erzählte ich der Therapeutin auch, dass meine Frau sich den alten Patrick zurückwünschte, den aus der Zeit vor der Krankheit. Darauf fragte sie, wie dieser Patrick denn gewesen sei. Ich stockte und musste erst einmal in mich gehen. Dann merkte ich beim Erzählen, wie wenig davon noch übrig war. Und dass ich meine Stärken völlig aus den Augen verloren hatte.

Die folgende Frage beschäftigte mich für die nächsten drei Tage: „Würde der alte Patrick, der, den seine Frau sich zurückwünscht, sich gefallen lassen, dass sie ihn so zappeln lässt?"

Bumm! Es gab nur eine ehrliche Antwort: „Nein." Ich hätte das Heft in die Hand genommen, wäre das Ganze aktiv angegangen, hätte selber Entscheidungen getroffen. Und was tat ich stattdessen? Ich wälzte die ganze Verantwortung für die Zukunft unserer Ehe auf meine Frau ab und fiel in die Opferrolle. Es war ja so einfach. Aber richtig? Nein.

Am nächsten Tag folgte dann noch eine für mich heftige Gruppenrunde. Da mein Thema ja bereits durch war und niemand mir einen Rat geben konnte, hatte ich keine Erwartungen an die Sitzung. Zudem wurde die Gruppe wegen eines Streiks durch die Vertretung der Urlaubsvertretung moderiert.

Irgendwie, ich weiß nicht mehr auf welchen Abwegen, kamen wir doch noch einmal intensiv auf meine Situation zu sprechen. Und mehr als eine Stunde lang bekam ich diesmal von allen etwas zu hören. Sie nahmen kein Blatt vor den Mund, und es gab sehr viele kritische Stimmen, die mir, wie das Gespräch am Vortag, die Augen immer mehr öffneten. Fast die ganze Zeit über war ich den Tränen nah, doch ich unterdrückte sie, denn ich hatte schnell gemerkt, dass gerade etwas für mich ganz, ganz Wichtiges geschah, und ich sog jedes einzelne Wort auf.

Mir wurde klar, dass ich mich wieder auf mein starkes Selbstwertgefühl vergangener Tage stützen müsste. Raus aus der Lethargie. Brachte es mich voran, meiner Frau Schuldzuweisungen zu machen? Nein, definitiv nicht.

Und mir wurde immer mehr bewusst, dass ich eine Entscheidung treffen musste, eine Entscheidung treffen wollte. Denn so wie bisher konnte es nicht weitergehen. Es dauerte zwar noch ein paar Tage, in denen ich das Ganze verarbeiten musste, doch ich war endlich bereit für die nötige Entscheidung. Sie war nicht einfach, und auch ein wenig kühn.

32 – Ich bin wieder da, oder der kühne Weg

Es war unglaublich, was diese zwei Therapieerlebnisse in mir auslösten. Ich spürte mich wieder, spürte, wie meine Stärken und mein altes Selbstbewusstsein zurückströmten. Ich wurde daran erinnert, wer und was ich eigentlich war: vor allen Dingen jemand, der eine Entscheidung zu treffen hatte. Ich wusste jetzt, dass die Beziehungssituation für mich so nicht mehr haltbar war.

Ein weiteres Erlebnis machte mir diese Entscheidung allerdings nicht einfacher. In der Genussgruppe ging es, wie bereits geschrieben, um das bewusste Wahrnehmen von Dingen. Diesmal ging es um das Fühlen und Riechen, und das Einzige, was ich mir vorstellen konnte, war, wie ich meine Frau in den Armen hielt, sie fühlte und roch. Und wie ich noch nach ihr roch, nachdem ich sie wieder losließ.

In diesem Moment kamen in mir Gefühle hoch, wie ich sie seit Ewigkeiten nicht erlebt hatte. Total überwältigend. Sie fehlte mir. Und zwar nicht nur ein bisschen, sondern ganz und gar. Mir wurde in diesem Moment klar, was ich für meine Frau wirklich empfand: Liebe, unermesslich viel Liebe.

Doch mein Standpunkt und meine Entscheidung waren schon gereift. Wie gesagt: So, wie bisher, konnte es nicht weitergehen. Wir steckten in einer Sackgasse. Und solange wir dort waren, konnte ich nicht wieder voll und ganz genesen, weil mich das Beziehungsproblem immer weiter belasten würde.

Noch vor einer Woche hatte ich sie nach ihren Gefühlen für mich gefragt, und wie immer in den letzten Wochen und Monaten hatte ich nur ein großes Fragezeichen zur Antwort erhalten. Doch ich wollte das nicht mehr, keine Fragezeichen. Ich wollte alles tun, damit wir wieder so glücklich wie früher würden. Einer allein konnte das nicht schaffen. Wir müssten wieder beide an einem Strang ziehen.

Wenn diese Voraussetzung nicht gegeben war, hatte alles andere keinen Sinn. Ich musste sie also fragen, ob sie ohne

Wenn und Aber diesen Weg mit mir gehen würde. Ansonsten gab es für mich trotz aller Liebe und aller Gefühle für meine Frau nur einen Ausweg: Trennung!

Mir war bewusst, was es bedeuten würde, wenn ich nicht die erhoffte Antwort auf meine Frage bekommen sollte. Und ganz ehrlich, ich hatte wenig Hoffnung, dass meine Frau sich sicher wäre, mit mir diesen Weg zu gehen und um unsere Ehe zu kämpfen. Ich nahm mir vor, das Ganze vorher noch mit meiner Therapeutin zu besprechen. Doch soweit kam es dann nicht.

Es war Samstag, und ich hatte ein sehr gutes Telefonat mit meiner Frau. Da merkte ich, dass ich sie hier und jetzt fragen musste, ich konnte es nicht länger bei mir behalten. Weil ich sie nicht unter Druck setzen wollte, erzählte ich ihr zunächst nichts von den Folgen eines „Nein" oder „Ich weiß nicht".

Schon als ich die Frage stellte, ob sie den Weg weiterhin mit mir gehen möchte, ohne Wenn und Aber, einfach alles dafür tun, dass wir wieder glücklich miteinander wären, rollten mir Tränen über das Gesicht. Ich konnte kaum noch sprechen.

Die Antwort war für mich zuerst nicht greifbar, zu aufgeregt war ich. Erst ein paar Sekunden später realisierte ich, was sie gerade gesagte hatte. Kein Herumgehampel, kein Wischiwaschi. Einfach nur ein klares und unerwartet überzeugendes JA. Jetzt brachen alle Dämme. Kein Fragezeichen. Wir wollten es mit aller Kraft versuchen. Gemeinsam. Wir wollten uns nicht vorwerfen müssen, es nicht versucht zu haben.

Erst danach erzählte ich ihr, was die Konsequenz eines „Neins" gewesen wäre. Es ist wohl untertrieben, wenn ich sage, dass sie überrascht war. Denn so entschlossen hatte sie mich in den letzten Monaten nicht mehr erlebt.

Auch wenn der Weg vielleicht mutig war, so hatte er gleich mehrere positive Effekte. Ich wusste, dass ich wieder schwierige Entscheidungen treffen konnte. Es herrschte endlich wieder so etwas wie Klarheit in unserer Beziehung und unseren Zielen.

Zudem wurde meiner Frau in diesem Moment klar, was sie für mich empfand und was sie wollte.

Alles in allem war diese Woche – und vor allem der Tag, an dem ich meiner Frau diese Frage stellte – sehr heftig und sehr emotional. Eine Achterbahn der Gefühle. Doch diese Klarheit und die Aussicht darauf, zu Hause wieder zusammenzuarbeiten und um das, was uns wichtig war, zu kämpfen, gab mir den letzten Kick. Keine Ängste mehr, keine depressiven Gedanken.

Vor der Reha hatte ich geglaubt, dass es mir doch schon wieder sehr gut gehe, aber der Unterschied zu jetzt war riesig. Ich hätte nie gedacht, dass noch so ein großer Schritt möglich sei. Ich fühlte mich wie neu geboren.

Eine weitere Woche später, es war der erste Weihnachtstag, kam meine Familie mich zum ersten Mal besuchen. Nach fast vier Wochen. Die Aufregung war natürlich groß – auf allen Seiten. Die Kinder freuten sich, ihren Vater endlich wieder zu sehen. Doch meine Frau und ich wussten nicht so recht, was auf uns zukommen würde. Wie würde sich der andere verhalten, wie wäre es, einander wiederzusehen nach unserem Telefonat der Vorwoche?

Ich hatte meiner Frau von meinen großen Fortschritten in der Reha erzählt und dass es mir mittlerweile wieder richtig gut gehe, was auch meine Therapeutin bestätigte. Doch nach all den Monaten verstand ich, dass sie wohl noch zweifelte.

Es wurde jedoch ein Tag, so schön wie ich ihn nie erwartet hätte. Ich spürte schnell, dass meine Frau anders zu mir war als in den letzten Monaten. Ganz anders. Sie suchte meine Nähe, war offen und herzlich. Ich spürte, wie ihre Gefühle wieder ganz und gar bei mir waren. So hatten wir also einen wunderschönen Tag zusammen; ich konnte es kaum fassen. Selbst als meine Familie bereits wieder weg war, hielt dieses Hoch für mich noch an. So glücklich hatte ich mich schon lange nicht mehr gefühlt. Ach was: schon ewig nicht mehr. Danach verging der Rest der Reha wie im Flug. Ich freute mich auf mein

Zuhause, auf meine Familie und unsere Herausforderung, die wir angehen wollten.

Meine Bezugstherapeutin attestierte mir in unserem Abschlussgespräch, dass ich dort einen Riesenschritt gemacht hätte. So war die Reha der wohl größte Schritt nach vorn, den ich während meiner Depression gemacht habe. Nicht nur die Krankheit konnte als überwunden bezeichnet werden, auch die Zukunft meiner Ehe schien auf einmal in einem ganz anderen Licht.

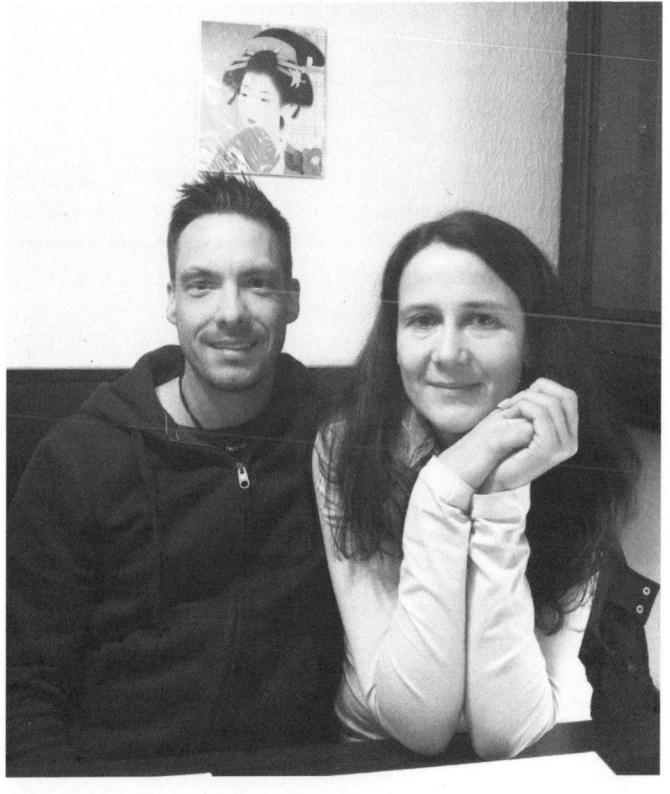

Wir ziehen wieder an einem Strang!

33 – Status quo et quo vadis?

Jetzt und hier bin ich am Ende dieses Buches und in der Gegenwart angekommen. Meine schlechten Phasen liegen mittlerweile schon Wochen, ach was, Monate hinter mir, und ich bin absolut stabil. Das Wenige meiner Depression, das noch zurückgeblieben ist, bespreche ich wöchentlich mit meiner Therapeutin, die sehr akribisch mit mir arbeitet. Und so kehrt immer mehr Normalität in mein, nein, in unser Leben zurück.

Meine Frau lebt nicht mehr mit der ständigen Angst, dass ich wieder austicke. Ihr kamen die letzten Monate oft wie ein böser Traum vor, aus dem sie so schnell wie möglich erwachen wollte.

Aber auch für mich war diese Zeit, vor allem die Hochphase meiner Depression, ein einziger Alptraum. Es fühlt sich schrecklich an zu wissen, dass man im Prinzip nicht Herr seiner selbst und seiner Gedanken und Gefühle ist. Und unfassbar, dass einem ohne große Vorankündigung solch eine Krankheit widerfahren kann. Die Auslöser dafür sind so vielfältig, dass ich glaube, es kann fast jeden treffen, und jeder sollte behutsam mit sich umgehen und alle Sinne offen halten.

Der Sport hilft mir weiterhin sehr, und vor allem ist der Spaß daran zurückgekommen. Ich laufe, schwimme und fahre Rad ohne irgendeinen Druck oder Zwang. Einfach aus Spaß an der Sache, und so ernte ich auch wieder Glücksgefühle statt Frust und Enttäuschung, wie in der Zeit nach meinem Unfall oder bei meinem letzten Triathlon im Mai 2011.

Vor kurzem habe ich bei einen 10-Kilometer-Volkslauf mitgemacht, und zwar im Gegensatz zu früher ohne Zeitvorgabe. Ankommen und Spaß haben war mein Ziel. Und siehe da, es war völlig okay, diesen Lauf einmal in lausigen 48 Minuten zu absolvieren. Früher wäre so ein Ergebnis für mich eine mittlere Katastrophe gewesen, aber jetzt schaffe ich es, den Spaß in den Vordergrund zu stellen.

Überhaupt habe ich mein Anspruchsdenken diesbezüglich sehr zurückgeschraubt und aus der Vergangenheit gelernt. Denn immer, wenn ich den Sport ohne viel Druck machte, hatte ich die größten Erfolge. Auf der Hast nach Bestzeiten bin ich meist gestrauchelt. Und es muss ja nicht immer etwas ganz Großes, wie ein Triathlon über die Mittel- oder Langdistanz sein. Für dieses Jahr beschränke ich mich allein auf die kurzen Distanzen. Die, die ich auch mit wesentlich weniger Trainingsumfang gut schaffe. So bleibt dann auch mehr Zeit für die Familie.

Denn die Familie und meine Ehe sind definitiv am Wichtigsten und das Fundament von allem anderen. Auch, wenn niemand meiner Frau und mir eine Garantie geben kann, dass es wirklich wieder wie früher wird und unsere Ehe ewig hält, sind wir auf einem richtig guten Weg.

So höre ich von meiner Frau jetzt immer wieder mal das, was ich über Monate sehr vermisst hatte: „Ich liebe dich." Und es sauge es auf wie ein trockener Schwamm. Das macht mich sehr glücklich. Denn auch, wenn ich weiß, dass ich in erster Linie mit mir selber glücklich werden muss, gibt mir das sehr viel Kraft und Zuversicht.

Zudem haben wir uns wieder gemeinsame Ziele gesteckt. So werden wir in diesem Jahr beispielsweise den ein oder anderen Triathlon gemeinsam meistern. Für uns ist es ein schönes und erhabenes Gefühl, den ganzen Unkenrufen, Alleswissern und Pessimisten zu trotzen, die ein Scheitern unserer Ehe prognostiziert hatten, obwohl sie überhaupt nicht wussten, was mit mir und uns wirklich los war. Wie Recht haben doch die Ärzte mit ihrem musikalischen Rezept: „Lasse reden!"

Mittlerweile weiß ich, dass meine Krankheit nicht der einzige Grund unserer Krise war, doch auch äußere Einflüsse konnten uns letztlich nicht auseinander bringen. Im Endeffekt, so meine ich, hat uns das alles noch mehr zusammengeschweißt und unsere Beziehung auf eine neue Ebene gebracht.

Nur die wenigsten Menschen wissen, was eine Depression bedeutet. Ich erinnere hier dezent an das Zitat auf der ersten Seite dieses Buches. Eine größere Zerreißprobe für eine Beziehung gibt es meiner Meinung nach nicht. Einen Menschen und eine Beziehung, die dieser Belastung standgehalten haben, kann so schnell nichts mehr erschüttern. Leute, die damit nie zu tun hatten, können das leider kaum nachvollziehen. Oft sagen sie auch Dinge wie „Ach, da musst du dich zusammenreißen, jeder hat mal schlechte Phasen und Probleme" und haben wirklich keine Ahnung, wie unpassend das ist. Hier geht es nicht um Launen oder eine vorübergehende Antriebslosigkeit. Depression ist eine Krankheit, die allerdings oft nicht richtig erkannt und von vielen mit dem Burn-Out-Syndrom in einen Topf geworfen wird.

Das Burn-Out-Syndrom ist im Gegensatz zur Depression durch diverse Berichterstattungen schon fast salonfähig geworden, da es in der Regel von (zu) viel Arbeit herrührt. Eine Depression hingegen ist eine Nervenkrankheit, was das Coming-Out sehr erschwert, da der Betroffene ja einen an der Murmel hat. Doch auch ein Burn-Out kann in einer Depression enden (Erschöpfungsdepression).

Aufgrund der Tatsache, dass sich etwa 15 Prozent aller an einer schweren Depression Erkrankten das Leben nehmen, sollte diese Krankheit viel mehr Aufmerksamkeit bekommen. Depression ist eine ernstzunehmende und vielfältige Krankheit, deren Ausmaß nicht verharmlost werden darf. Dass man den Betroffenen ihre Krankheit nicht ansehen kann, wie etwa bei einem gebrochenen Bein, erschwert das Verständnis der Mitmenschen zusätzlich.

Als Betroffener kann ich nur dazu raten, schon bei kleineren Anzeichen einer Depression einen Arzt aufzusuchen. In den meisten Fällen zögern die Betroffenen – wie ich – damit viel zu lange. Hätte ich meine Hausärztin ein halbes Jahr eher aufgesucht, wäre es gar nicht so weit gekommen, wie es dann gekommen ist. Aber wie sagt man so schön: aus Schaden wird man klüger.

Mein schwerer Fahrradunfall ist mittlerweile eineinhalb Jahre her, und die große OP-Narbe erinnert mich fast täglich daran. Dieser Schicksalsschlag war der Anfang allen Übels und meiner Depression. Doch das Ende meines Weges aus der Depression ist zum Greifen nah. Und wer weiß, vielleicht kommt der Zeitpunkt, an dem ich ihn doch noch gehe, meinen Weg zum Ironman!

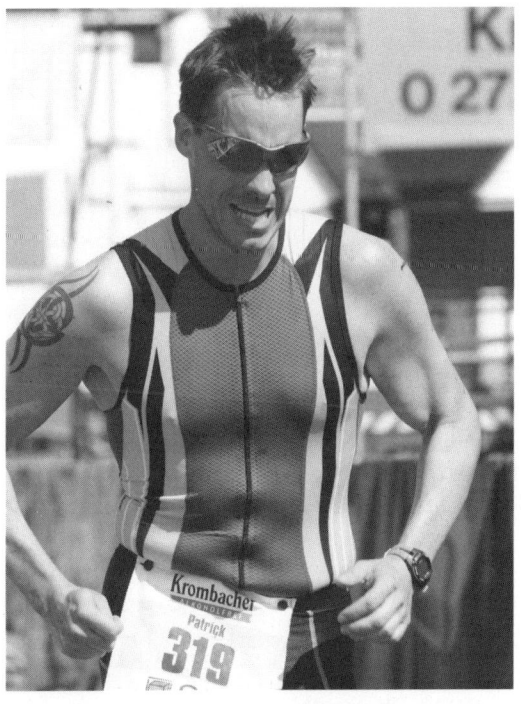

Bei meinem Triathlonstart in Buschhütten 2009.
(Foto: triaphoto.com)

Depression in Zahlen

Laut einer Studie der Weltgesundheitsorganisation WHO ist die unipolare Depression „die weltweit häufigste Ursache für mit Behinderung gelebte Lebensjahre". In den Industrieländern gehen den Menschen durch keine andere Erkrankung so viele gesunde Lebensjahre verloren wie durch die Depression.

Circa 4 Millionen Menschen leiden heute in Deutschland an einer depressiven Störung. 15 Prozent aller Depressiven mit einem schweren Krankheitsverlauf haben einen so hohen Leidensdruck, dass sie sich das Leben nehmen. Das sind in Deutschland pro Jahr rund 12.000 Menschen. 150.000 versuchen es, plus Dunkelziffer. 90 Prozent aller Selbstmorde stehen in Zusammenhang mit einer psychischen Erkrankung, am häufigsten mit einer Depression.

Schon heute entstehen durch depressive Erkrankungen erhebliche Kosten für das Sozialsystem: Sie sind die zweithäufigste Ursache für Arbeitsunfähigkeit in Deutschland. Nach Angaben des Bundesministeriums für Gesundheit werden pro Jahr etwa elf Millionen Ausfalltage durch über 300.000 depressive Erkrankungsfälle verursacht. Und depressionsbedingte Frühverrentungen verursachen einen volkswirtschaftlichen Schaden von ungefähr 1,5 Milliarden Euro jährlich.

Je früher eine Depression erkannt – und somit behandelt – wird, desto besser sind verständlicherweise die Heilungs- bzw. Besserungschancen. Zwar erlebt etwa die Hälfte der Patienten einen oder mehrere Rückfälle, aber die Schwere dieser Rückfälle nimmt in der Regel ab. Andererseits kann man sagen, dass mit jedem neuen Rückfall die Wahrscheinlichkeit für einen weiteren Rückfall steigt. Auch vor diesem Hintergrund ist eine möglichst frühzeitige Therapie dringend erforderlich.

Die Therapie selbst erfolgt üblicherweise nach der pharmakologischen und der psychotherapeutischen Behandlungsmethode, die nach Möglichkeit parallel eingesetzt werden.

Allerdings greifen nicht alle Medikamente bei jedem Patienten gleich, und so muss stets die individuell beste Medikation herausgefunden werden. So hatte ja auch bei mir eines der Antidepressiva nicht richtig angeschlagen. Wird dies nicht oder nicht erfolgreich korrigiert, ist das Risiko eines Rückfalls recht hoch. Auch gibt es tatsächlich Patienten, die sich weigern, Tabletten zu nehmen, was ihre Chance auf Hilfe leider reduziert.

Was die Psychotherapie angeht, ist das ebenfalls ein weites Feld, das zudem die aktive Mitarbeit des Patienten erfordert. Da aber gerade depressive Menschen unter Antriebsschwäche und Motivationsproblemen leiden, kann ihnen diese Eigenleistung sehr schwer fallen. Von Seiten der Angehörigen, Freunde, aber auch Therapeuten ist in jedem Fall viel Geduld gefragt, denn nichts wäre kontraproduktiver, als einen Depressiven unter Druck zu setzen.

Dabei ist es nie zu spät für eine Behandlung! Heilung oder zumindest Besserung kann immer erzielt werden. Wobei das, was der eine Patient schon als Heilung empfindet (seiner Arbeit wieder nachgehen zu können und den Alltag allein zu meistern), für den anderen allenfalls eine Besserung ist, weil er vielleicht noch depressive Phasen hat und nicht die frühere Lebensfreude spürt.

Der oftmals schwierigste Punkt ist allerdings, überhaupt zu erkennen, dass jemand an einer Depression erkrankt ist. Anders als bei rein körperlichen Beschwerden wie einem gebrochenen Bein, ist eine Depression von außen nicht oder nicht leicht zu erkennen. Eine Diagnose kann zudem nur anhand von Gesprächen und Eindrücken gestellt werden, die sowohl vom Patienten als auch dem Arzt abhängig sind. Zwar gibt es klare medizinische Richtlinien dafür, wann eine Depression vorliegt, aber in der Praxis ist die Sache doch schwammiger als bei den meisten anderen Krankheiten. Auch deshalb ist es also wichtig, sich Hilfe von außen zu holen, denn allein ist man weder in der Lage, die Situation klar zu erkennen, noch sich wieder aus ihr zu befreien. Wie gesagt: Es ist nie zu spät!

Quelle: www.depressionsliga.de

Depression im Web:
de.wikipedia.org/wiki/Depression
www.kompetenznetz-depression.de
www.robert-enke-stiftung.de
www.buendnis-depression.de
www.depression-bochum.de

Danksagung

Eigentlich bin ich immer einer der Ersten, der bei langen Dankesreden die Augen verdreht und denkt „Geht's nicht etwas kürzer? Musst du jedem Hansel danken?"

Aber wann hat man schon einmal die Möglichkeit, einem wichtigen Menschen am Schluss eines selbstgeschriebenen Buches zu danken? Vielleicht bleibt es für mich ja die einzige Möglichkeit dieser Art, also schöpfe ich aus dem Vollen:

Natürlich muss ich mich zuerst bei meiner Frau Nina bedanken. Vielen Dank für Deine Liebe und vor allem für Deine Geduld. Danke, dass Du mir in nun fast 16 Jahren bei all meinen Zielen trotz Deiner eigenen Ambitionen stets den Rücken freigehalten hast. Ich danke Dir zudem für Deine Ehrlichkeit. Du bist eine großartige und einzigartige Frau und wirst immer meine Traumfrau sein.

Zu großem Dank verpflichtet bin ich zudem meiner „Lebensretterin" Inga. Danke, dass Du mir womöglich das Leben gerettet hast und in meinen Krisen immer für mich da warst. Zudem danke ich Dir und Peggy dafür, dass Ihr euch in der schweren Zeit um meinen Schatz gekümmert habt.

Dann wäre da mein „Lauftherapeut" und „Laufmentor" Marco. Danke, dass Du stets ein offenes Ohr für mich hattest, sowie für das Probelesen und für Deine unglaubliche Geduld, als Du mich zum Laufen brachtest. Und ja, Du hast ein Monster erschaffen. ;-)

Dann danke ich meiner Therapeutin, die immer sehr akribisch und vertrauensvoll mit mir arbeitet. Ohne ihre vorbildliche Arbeitsweise hätte ich mit Sicherheit nicht so schnell so große Fortschritte gemacht.

Zu Dank verpflichtet bin ich zudem meinem behandelnden Arzt und meiner Hausärztin, die oft genug für mich da waren und mir im Kampf gegen die Krankheit tatkräftig geholfen haben.

Zudem gibt es eine ganze Reihe von Menschen, die mir in den letzten Monaten in der Klinik und der Reha über den Weg gelaufen sind. Jeder hat mir auf seine Art und Weise geholfen, und jedem bin ich dafür dankbar.

Und zu guter Letzt danke ich meiner Verlegerin Nicole Luzar, die Vertrauen in meine Geschichte hat und den Mut, sie zu veröffentlichen. Deine Zusage und das damit verbundene Erfolgserlebnis haben einen großen Anteil an meinem positiven Heilungsverlauf.

Falls ich jemanden nicht berücksichtigt oder vergessen haben sollte, so möge er oder sie es mir bitte nicht nachtragen. Wie ich in den letzten Monaten einsehen musste, bin auch ich nicht perfekt …

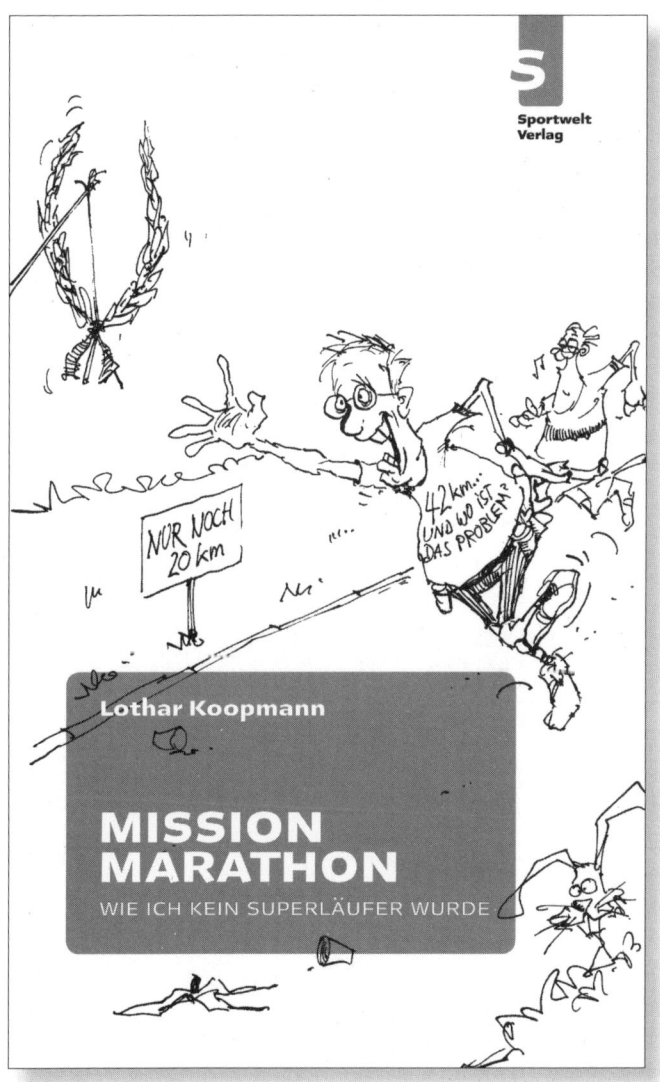

Mission Marathon – oder: Wie ich kein Superläufer wurde

251 Seiten, 8,95 EUR, ISBN 978-3-941297-04-3

Inhalt

Vorlauf

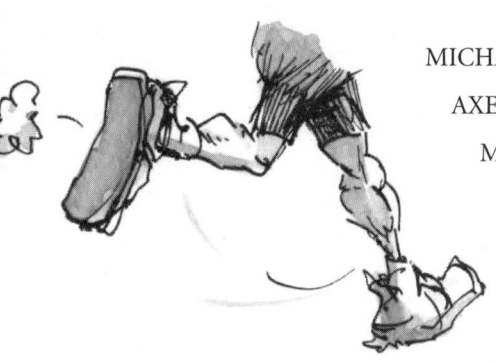

MICHAEL: Rechts.

AXEL: Wie, rechts?

MICHAEL: Vorbei.

AXEL: Wie, vorbei?

MICHAEL: Wir hätten rechts gemusst.

AXEL: Wo?

MICHAEL: An dem Weg gerade.

AXEL: Warum?

MICHAEL: Weil wir da rechts gemusst hätten.

ICII: (*Man müsste …*)

AXEL: Hättste das nich eher sagen können? So schnell kann ich nich reagieren, mitten im Lauf.

MICHAEL: Mein Gott, wenn ich das zu früh sage, hast du das doch bis zur Ecke wieder vergessen.

AXEL: Das Problem ist, dass du nich weit genug gucken kannst, um uns das früh genug zu sagen.

ICH: (*Man müsste …*)

MICHAEL: Laufen wir eben einen kleinen Umweg, ist ja nicht schlimm, die paar Kilometer. Gleich kommen wir an dem Golfklub vorbei, dann rechts, an der Pferdekoppel nach links, dann sind wir wieder auf dem alten Weg.

ICH: (*Wenn jetzt die Christa mit ihrer Streckenalzheimer mal nicht alles durcheinander bringt.*)

CHRISTA: Was ich sagen wollte, …

ICH: (*Zu spät*)

CHRISTA: …, hier sind wir doch noch nie gelaufen, oder?

MICHAEL: Doch, vor zwei Wochen bei dem
Wolkenbruch in dem Zwanziger, nur anders rum.

CHRISTA: Sag ich doch, so rum noch nie.

ICH: (*Man müsste …*)

AXEL: Lothar, kannste nich auch mal was sagen?
Wenn es nich um Mathe oder Zahlen geht,
krisse kein Wort raus, du alter Stiesel.

ICH: Lass mal, ich denke grad nach.

AXEL: Ach nee, und worüber, wenn ich fragen darf?

ICH: Man müsste das alles mal aufschreiben.

MICHAEL: Was aufschreiben, was meinst du?

ICH: Den ganzen Stuss, den ihr hier redet, und dass die
Christa keine Strecken behalten kann, und dass die
Angelika nicht an ihre Qualitäten glaubt, wo sie doch so
gut im Laufen ist, und wie das so war, mit den Marathons
mit euch und wie das alles angefangen hat und so.

MICHAEL: Das willst du aufschreiben? Wofür?

ICH: Damit man das
nachlesen kann.

ANGELIKA: Was
nachlesen?

ICH: Wie ich kein
Superläufer
wurde.

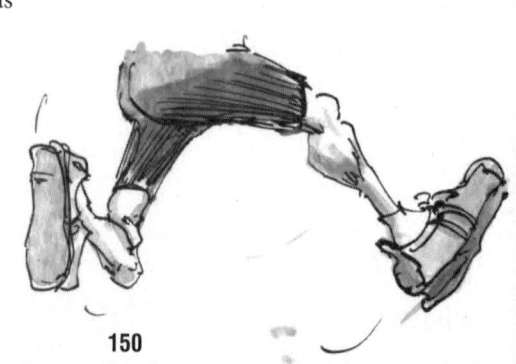

Der Dicke

Die traurigen und die ernsten Autoren:
Wer zu Papier bringt, was er leidet, wird ein trauriger Autor,
aber ein ernster, wenn er uns sagt, was er litt
und weshalb er jetzt in der Freude ausruht.

Friedrich Nietzsche*

In jungen Jahren war ich dick. Irgendwie quadratisch dick. Oder eher rundlich dick. Praktisch innerlich und äußerlich ohne Ecken und Kanten. „Voll fett", hätte Anna gesagt. Und Katrin hätte genickt: „Genau!" Dabei war ich immer zufrieden mit meinen langsamen Bewegungsabläufen. Und der Versorgung durch meine Mutter. Ein paar Brötchen zum Frühstück mit Cornflakes als Nachtisch, kräftige Stullen für die Pause, ein gutes Mittagessen nach der Schule, nachmittags manchmal ein wenig Kuchen, vielleicht mit Sahne, und ein leckeres Abendessen mit Vorsuppe zu den Schnittchen reichten mir vollkommen aus. Eltern und Lehrer lobten meine Genügsamkeit in allen Dingen, ich war kein Streber, sondern immer mit meinem Notendurchschnitt zufrieden, solange er knapp besser als zwei war und ich mich dafür nicht anstrengen musste.

Ich hätte nie vermutet, dass ich jemals intensiv Sport treiben würde. Obwohl ich alle Veranlagungen zum Sportler, vielleicht sogar zum Superläufer, hätte haben müssen. Mein Vater war Industriearbeiter, ständig gefordert von Früh-, Mittag- und Nachtschicht, zäh wie Leder, hart wie Kruppstahl, flink wie ein junger Windhund. Und zu Hause immer

---

müde, wegen der Regeneration. Obwohl er das Wort nicht kannte, nutzte er alle Möglichkeiten aus, seinem Körper die Ruhe zu verschaffen, die er brauchte. Beim Schlafen vor der Nachtschicht am Nachmittag, am Morgen vor der Mittagschicht, pünktlich vor der Frühschicht ganz früh abends.

Die Mutter Hausfrau, ständig auf Trab wegen der Versorgung des Kindes und des Facelliftings einer zu kleinen und zu engen Etagenwohnung, trotzdem immer ausgeruht und motiviert, das tägliche Fernsehprogramm nicht nur auswendig zu lernen, sondern das Erlernte auch in die Tat umzusetzen und auf seinen Wahrheitsgehalt zu prüfen. Ideale Voraussetzungen also für perfekte Läufer-Gene. Wegen der Ruhe nach der Belastung und der Belastung nach der Ruhe. Und umgekehrt.

Zu einem Höhepunkt in meiner ersten Karriere als Sportler kam es eines Frühlingsabends, als meine Mutter zu meinem sofadösenden Vater sagte: „Karl, der Kleine ist zu dick." „Mmh …", kam die Antwort. Vater schlief also einmal nicht. Noch nicht. „Wir müssen etwas tun!" „Mmh …" „Ka-arl, hast Du eine Idee?" „Laufen lassen."

Hätte meine Mutter meinen Vater ein wenig besser gekannt, was nach zwölf Ehejahren und der gemeinsamen Erziehung eines mittlerweile elfjährigen Buben zu erwarten gewesen wäre, hätte sie die Bedeutung der Halbschlaf-Bemerkung erkannt: Laufen lassen – laissez faire, abwarten, wird schon werden.

So verstand meine Mutter ihren Mann aber mehr als wörtlich und ersann ausnahmsweise selbstständig eine Lösung für das Problem: Laufen lassen – Sport treiben.

Meinem Vater als Fußballfan im Ruhrgebiet war das nur recht. Angeregt von seinen eindringlichen Sportweisheiten („Im Spiel ist vor dem Ende vom Spiel" und „Abseits ist, wenn der Ball unterwegs ist") entwickelte ich nach der

Anmeldung im örtlichen Fußballverein meine sportlichen Fähigkeiten. Umringt von zwanzig gleichaltrigen Stoppelhopsern verteidigte ich mit aller verfügbaren Körperfülle das runde Leder unter meinem speckigen Bauch, wenn die Masse den Ball jagte und mich als Fels in der Brandung einfach umwarf, wenn ich einmal zufällig in der Nähe des Geschehens stand. Ansonsten beschränkte ich mich darauf, die Hetze „Zwanzig jagen einen Ball" aus größerer Entfernung zu beobachten und bei bedrohlicher Annäherung des Spielgeräts an meine Wenigkeit die Schnürbänder meines Fußballstiefels einer eingehenden Betrachtung zu unterziehen.

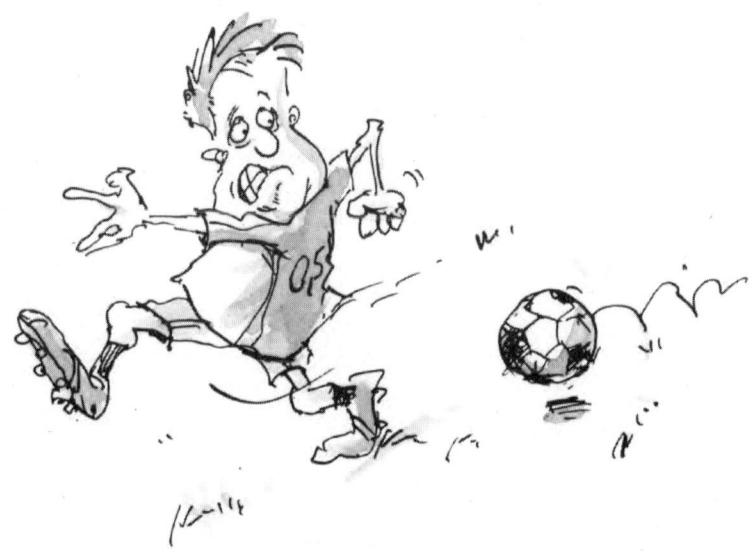

Nach nur vier Wochen war meine Karriere als zukünftiger Sportstar beendet. Zuvor hätte ich um ein Haar noch an einem Spiel teilgenommen, als ich nämlich als sechster Einwechselspieler auf der Reservebank saß und trotz unserer deutlichen 7:0-Führung nicht eingewechselt wurde. Meine Mutter las auf der eilig von der Nachbarin ausgeliehenen Körperwaage eine Gewichtsreduzierung bei mir von unglaublichen 150 Gramm ab – von Vater hochgerechnet und interpoliert innerhalb der groben 500-Gramm-Einteilung – und stellte das Experiment daraufhin ein.

Vater und ich verschwiegen ihr in männlicher Übereinstimmung, dass unser Heimweg vom gemeinsamen Trainingsgang immer an der örtlichen Genussmeile vorbeigeführt hatte, deren verlockendem Angebot von frisch gezapftem Urpils (für den einen) und handgemachten Frikadellen (für den anderen) keiner von uns hatte widerstehen wollen.

Der Schnitt war so tief und bedeutsam, dass aktiver Sport für viele Jahre mein Leben verlassen sollte, zumal die in den Sechzigern des vergangenen Jahrhunderts rasant zunehmenden Möglichkeiten des televisionären Fußballgenusses für mehr als ausreichenden Ersatz sorgten.*

---

* Anmerkung der Redaktion: Wann geht es endlich mit dem Laufen los?

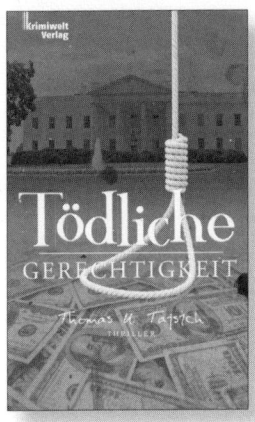

„Tödliche Gerechtigkeit"
von Thomas U. Tajsich

350 Seiten, 9,95 EUR, ISBN 978-3-941297-15-9
Ebook 8,99 EUR, ISBN 978-3-941297-16-6

In Washington herrscht Ausgangssperre, weil die Politiker einen Bürgeraufstand befürchten. Der Obdachlose Steve weiß nichts davon und entgeht nur knapp einer Verhaftung. Auf seiner Suche nach einem Versteck lernt er eine junge Journalisti kennen, deren Auto einen Motorschaden hat. Kurz nachdem sie vom FBI abgeholt wird, ist sie tot.

Der deutsche Wirtschaftswissenschaftler Peter Mormerin findet eine Speicherkarte mit verschlüsselten Dateien. Um mehr über Herkunft und Besitzer der Chipkarte herauszufinden, wendet er sich an ein Hackerforum im Internet. Eine der Dateien ist offenbar eine Todesliste, denn einige der darin genannten Personen wurden bereits grausam ermordet.

Als sein Chatpartner ihm auch noch mitteilt, er sei in Gefahr und könne seinen Hals nur durch eine Flucht nach vorn aus der Schlinge ziehen, fliegt Peter widerstrebend nach Washington. Dort lernt er die Drahtzieher eines ominösen Bündnisses kennen, die ihn auf ihre Seite bringen wollen ... und um Unterstützung bitten. Vorsitzender des Bündnisses ist der Vizepräsident der Vereinigten Staaten, und der bricht kurz darauf bei einer geheimen Pressekonferenz zusammen.

Peter taucht immer tiefer in die Jagd nach dem Mörder ein – bis er selbst zum Gejagten wird.

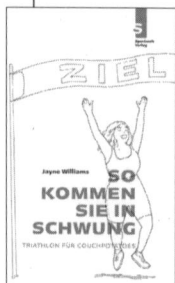

So kommen Sie in Schwung –
Triathlon für Couchpotatoes

von Jayne Williams

Triathlon ist nicht nur etwas für junge, schnelle oder schlanke Menschen. Jeder kann die Bewegung genießen und Ziele erreichen, die er nie für möglich gehalten hätte! Und dafür ist es nie zu spät!
Die Autorin erzählt in lässig-saloppem Tonfall, wie sie vom stark übergewichtigen Sportmuffel zur leidlich erfolgreichen Hobby-Triathletin wurde und lädt jeden ein, sein Leben ebenfalls in Schwung zu bringen.

250 Seiten, 8,95 EUR, ISBN 978-3-941297-07-4

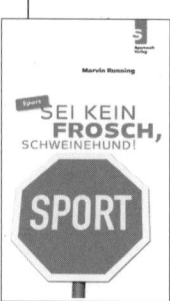

SPORT: Sei kein Frosch, Schweinehund!

von Marvin Running

Auf Schritt und Fehltritt: Es sind gewagte Expeditionen in die Welt des Sports, auf die Schweinehund Marvin sein „Herrchen" begleiten muss. Mit Laufen, Radeln, Schwimmen, Golf, Pilates und Zehnkampf bringt Marvin das Zwerchfell in Topform.

216 Seiten, 9,95 EUR, ISBN 978-3-941297-08-1

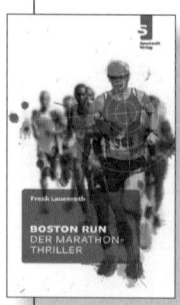

Boston Run – Der Marathon-Thriller

von Frank Lauenroth

Der Boston Marathon ist erst Brian Hardings zweiter Start über die 42-Kilometer-Distanz, doch er soll heute gewinnen. Ein neues Dopingmittel baut sich während des Laufs ab und wird im Ziel nicht mehr nachweisbar sein.
Doch die Formel der Substanz ist immens wertvoll, und so heftet sich der Geheimdienst NSA an Brians Fersen. Einsatzleiterin Rachel Parker weiß, dass sie an Brians Blut gelangen muss, bevor er auf die Zielgerade einbiegt. Die Jagd ist eröffnet.

224 Seiten, 8,95 EUR, ISBN 978-3-941297-05-0

Auch als Hörbuch erhältlich. Sprecher: Johannes Steck

www.sportwelt-verlag.de

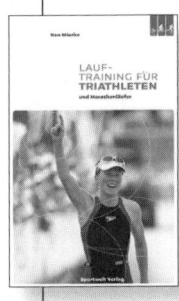

Lauftraining für Triathleten und Marathonläufer

von Ken Mierke

Um dauerhaft verletzungsfrei und schnell zu laufen, sind ein gesunder Laufstil, eine energiesparende Technik und ein gutes Wettkampfgewicht unerlässlich. Je austrainierter ein Körper bereits ist, desto größere Leistungssprünge lassen sich durch eine verbesserte Effizienz erzielen, als mit irgendeiner Änderung des Trainingsplans.

370 Seiten, 24,95 EUR, ISBN 978-3-9811428-2-2

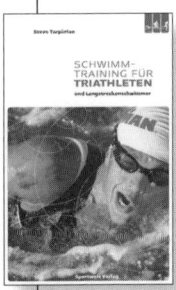

Schwimmtraining für Triathleten und Langstreckenschwimmer

von Steve Tarpinian

Schneller schwimmen leicht gemacht! Steve Tarpinian zeigt, wie Sie Ihren Krafteinsatz reduzieren und dank verbesserter Technik viel leichter und schneller durchs Wasser gleiten. Nehmen Sie sich ein Beispiel an den Fischen, und kämpfen Sie nicht mit aller Kraft gegen die Dichte des Wassers an, sondern gleiten Sie stromlinienförmig hindurch.

216 Seiten, 22,95 EUR, ISBN 978-3-9811428-1-5
Ebook 14,99 EUR, ISBN 978-3-941297-03-6

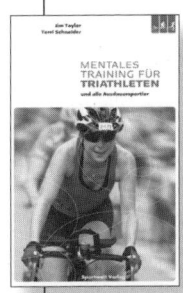

Mentales Training für Triathleten und alle Ausdauersportler

von Jim Taylor und Terri Schneider

Von zwei Sportlern mit den gleichen körperlichen Voraussetzungen und der gleichen Ausrüstung wird bei einem Kopf-an-Kopf-Rennen stets derjenige gewinnen, der mental besser vorbereitet ist. Und genau wie beim körperlichen Training erfordert es viel Zeit und eine gezielte Vorbereitung, seine mentale Leistungsfähigkeit zu entwickeln.

352 Seiten, 22,95 EUR, ISBN 978-3-9811428-0-8

www.sportwelt-verlag.de

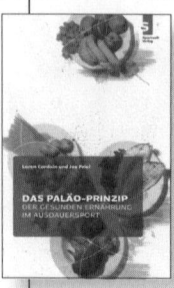

Das Paläo-Prinzip der gesunden Ernährung im Ausdauersport

von Loren Cordain und Joe Friel

Durch Zeitmangel und Fertigkost wird unsere Ernährung immer einseitiger. Und sie weicht massiv von der genetischen Veranlagung ab, die der Mensch im Laufe seiner Jahrmillionen langen Evolution manifestiert hat! Für ambitionierte Sportler gehört dazu neben der Art der Nahrung auch der Zeitpunkt der Nahrungsaufnahme!

384 Seiten, 18,95 EUR, ISBN 978-3-941297-10-4

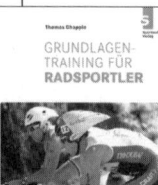

Grundlagentraining für Radsportler

von Thomas Chapple

Jeder Radsportler, der beim wichtigsten Rennen seiner Saison top in Form sein will, braucht zunächst eine solide Grundlage. Dabei gilt es, früh im Jahr locker zu trainieren, die Effizienz zu steigern und das optimale Wettkampfgewicht zu finden, um später in der Wettkampfphase richtig schnell zu sein.

380 Seiten, 18,95 EUR, ISBN 978-3-941297-14-2

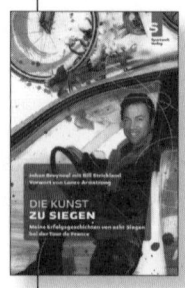

Die Kunst zu siegen
Meine Erfolgsgeschichten von acht Siegen bei der Tour de France

von Johan Bruyneel mit Bill Strickland, Vorwort von Lance Armstrong

Der erfolgreichste Teamchef aller Zeiten gibt teils äußerst intime Einblicke in sein Seelenleben. Die lockere Sammlung spannend erzählter Episoden gewährt einen Blick hinter die Kulissen des Radsports und Bruyneels taktische Geniestreiche. Ein Muss für jeden Fan des Radsports.

257 Seiten, 14,95 EUR, ISBN 978-3-941297-01-2

www.sportwelt-verlag.de

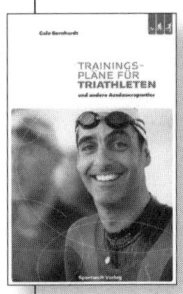

Trainingspläne für Triathleten und andere Ausdauersportler

von Gale Bernhardt

Egal, ob Sie ein Läufer oder Radfahrer sind und einmal einen Duathlon bestreiten, als Triathlet erstmals das Abenteuer der Langdistanz angehen oder sich in nur wenigen Wochen für einen kürzeren Wettkampf fit machen möchten – Sie finden in jedem Fall den geeigneten Trainingsplan.

380 Seiten, 16,95 EUR, ISBN 978-3-9811428-4-6

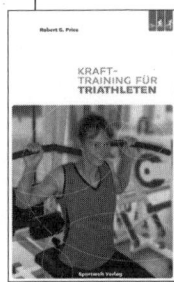

Krafttraining für Triathleten

von Robert G. Price

Ein kräftiger Rumpf stabilisiert den Körper und garantiert, dass all Ihre Energie in die Fortbewegung fließt. Kräftige Sehnen und Bänder sind die Voraussetzung für eine verletzungsfreie Saison.
Und kräftige Arme und Beine? Nun, die sorgen dafür, dass Sie Ihrer Konkurrenz im Zielsprint mehr als nur eine Nasenlänge voraus sind.

202 Seiten, 22,95 EUR, ISBN 978-3-9811428-9-1

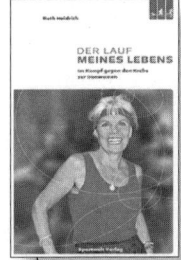

Der Lauf meines Lebens – Im Kampf gegen den Krebs zur Ironwoman

von Ruth Heidrich

Als bei Ruth Heidrich im Alter von 47 Jahren Brustkrebs diagnostiziert wird, verzichtet sie ab sofort auf tierische Nahrungsmittel und sucht sich ein ungeahntes sportliches Ziel – einen Ironman- Triathlon: 3,8 Kilometer Schwimmen, 180 Kilometer Radfahren und 42,2 Kilometer Laufen. Begleiten Sie die sympathische Hawaiianerin auf ihrem Weg voller Höhen und Tiefen.

208 Seiten, 12,90 EUR, ISBN 978-3-9811428-7-7

www.sportwelt-verlag.de